T0297666

J. Haberstroh

K. Neumeyer

J. Pantel

Kommunikation bei Demenz

Ein Ratgeber für Angehörige und Pflegende

J. Haberstroh
K. Neumeyer
J. Pantel

Kommunikation bei Demenz

Unter Mitarbeit von Tina Pfeiffer

Ein Ratgeber für Angehörige und Pflegende

Mit 10 Abbildungen

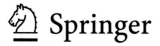 Springer

Dr. Julia Haberstroh
Goethe-Universität Frankfurt
Campus Westend
Frankfurter Forum für interdisziplinäre
Alternsforschung (FFIA)
Frankfurt

Dr. Katharina Neumeyer
Goethe-Universität Frankfurt
Institut für Allgemeinmedizin
AB Altersmedizin mit Schwerpunkt
Psychogeriatrie und klinische Gerontologie
Frankfurt

Prof. Dr. med. Johannes Pantel
Goethe-Universität Frankfurt
Institut für Allgemeinmedizin
AB Altersmedizin mit Schwerpunkt
Psychogeriatrie und klinische Gerontologie
Frankfurt

ISBN 978-3-662-48025-0
DOI 10.1007/978-3-662-48026-7

ISBN 978-3-662-48026-7 (eBook)

Die Deutsche Nationalbibliothek verzeichnet diese Publikation in der Deutschen Nationalbibliografie; detaillierte bibliografische Daten sind im Internet über ▶ http://dnb.d-nb.de abrufbar.

Zeichnungen: Claudia Styrsky, München
Umschlaggestaltung: deblik Berlin
Fotonachweis Umschlag: © fotolia/Mateusz Zagorski
Satz: Crest Premedia Solutions (P) Ltd., Pune, India

Gedruckt auf säurefreiem und chlorfrei gebleichtem Papier

Springer ist Teil der Fachverlagsgruppe Springer Science+Business Media
(www.springer.com)

Geleitwort

Mit dem Auftreten einer Alzheimer-Krankheit oder einer anderen Demenzerkrankung verändert sich vieles im Leben der Kranken und ihrer Familien. Oft wird schon lange vor der Diagnose bemerkt, dass »etwas nicht stimmt«. Die Kommunikation miteinander wird mühsamer, wenn ein Partner Schwierigkeiten hat, Wörter zu finden, ihre Bedeutung zu erfassen oder bestimmte Sachverhalte zu verstehen. Und das ist nur ein Symptom!

Am Alzheimer-Telefon der Deutschen Alzheimer Gesellschaft werden jährlich etwa 6.000 Anrufer gezählt. Der Informations- und Beratungsbedarf ist groß. Seit Jahren ist das wichtigste Thema, das Angehörige mit den Beraterinnen besprechen, der für sie schwierige Umgang mit bestimmten Verhaltensweisen der Erkrankten, z.B. aggressives Verhalten, Apathie, Depression, »Weglaufen« (Heimweh) usw. Familien und Freunde wissen nicht, was sie tun können. Missverständnisse und persönliche Schuldzuweisungen sind nicht selten. Nicht alle Probleme lassen sich lösen und schon gar nicht sofort, aber der Umgang mit schwierigen Verhaltensweisen kann gelernt werden. Der Schlüssel dazu ist eine angemessene Kommunikation.

Viele Betroffene verlieren durch die Krankheit und das Nachlassen bestimmter Fähigkeiten auch ihr Selbstwertgefühl. Sie trauen sich nichts mehr zu und sind traurig über die erlebten Verluste. Deshalb ist es so wichtig, positive Ereignisse zu schaffen und zu wissen, wie man die vorhandenen Ressourcen fördert und den Kranken ein positives Lebensgefühl ermöglicht. Auch dies lässt sich lernen.

Der vorliegende Ratgeber setzt genau dort an. Er vermittelt nicht nur wichtige Informationen zum Krankheitsbild, den Symptomen und Therapieoptionen, sondern setzt den Schwerpunkt auf die Kommunikation mit den Demenzerkrankten und gibt dafür wichtige Hilfestellungen für Angehörige aber auch beruflich Pflegende. Die Grundeinstellung eines Ressourcen fördernden Umgangs ist wichtig für die Kranken. Denn so erlebt der Mensch mit Demenz, dass er noch viel kann und auch die Angehörigen lernen, die Kranken besser zu verstehen und sich selbst zu entlasten.

Es wäre zu wünschen, dass sich mit der Lektüre dieses Buches viele Menschen auf den Weg zu einem verstehenden positiven Umgang mit Menschen mit Demenz machen! Kommunikation lässt sich lernen. Und auch wir Gesunden können viel von den Kranken lernen, wenn gegenseitige Kommunikation gelingt: Wie wäre es z.B. mit mehr Geduld und Langsamkeit in einer schnellen Umwelt und mehr Lebensfreude, auch wenn nicht alles so ist, wie man es sich wünscht.

Sabine Jansen
Geschäftsführerin der Deutschen Alzheimer Gesellschaft e.V.

Vorwort zur 2. Auflage

Als wir 2004 das Projekt »TANDEM: Trainingsangebote zur Kommunikation und Kooperation in der Versorgung demenzkranker Menschen« ins Leben riefen, war unser primäres Ziel, die Kommunikation mit demenzkranken Menschen zu verbessern, um darüber vermittelt das Wohlbefinden der erkrankten Menschen sowie ihrer Angehörigen zu verbessern. Wir begannen mit einem Trainingsprogramm für Angehörige von demenzkranken Menschen, das wir bald aufgrund der regen Nachfrage auch auf die Kommunikation von beruflich Pflegenden mit demenzkranken Klienten übertrugen. Die Inhalte des Trainings sind seit 2004 stetig gewachsen sowie optimiert worden und gingen von 2007–2010 ein in das Leuchtturmprojekt Demenz »QUADEM« des Bundesministeriums für Gesundheit.

Nicht nur die Teilnehmerinnen und Teilnehmer unserer Programme haben etwas gelernt, sondern auch wir - die Trainerinnen und Trainer. Denn sowohl versorgende Angehörige als auch beruflich Pflegende sind Experten im Umgang mit demenzkranken Menschen. Sie bringen vielfältige Erfahrungen in jede Sitzung mit ein, finden gemeinsam Lösungen für Probleme und teilen positive wie negative Erfahrungen. So war und ist jede TANDEM Sitzung immer wieder ein gegenseitiges Geben und Nehmen, sowohl für die Teilnehmerinnen und Teilnehmer als auch für die Trainerinnen und Trainer.

Im Austausch mit versorgenden Angehörigen und beruflich Pflegenden durften wir verschiedenste Sichtweisen und kreative Herangehensweisen kennenlernen und bewundern. So freuen wir uns besonders, die vielfältigen Wege zur Kommunikation mit demenzkranken Menschen in diesem Ratgeber weitergeben zu können. Mancher Teilnehmende wird eigene Kommunikationswege wieder erkennen, manch einer wird sich an die Schätze der anderen Teilnehmer erinnern, die in herausfordernden Situationen hilfreich waren. Wir wünschen allen Angehörigen und Pflegekräften, die diesen Ratgeber lesen, dass auch sie von der Expertise unserer Teilnehmerinnen und Teilnehmer profitieren können und selbst erkennen: »Ich leiste viel!«

Unser herzlicher Dank gilt der BHF-Bank-Stiftung, der Deutschen Alzheimer Stiftung e.V. und der Alzheimer Gesellschaft Frankfurt e.V., die unsere Arbeit von Beginn an unterstützt haben, dem Hessischen Ministerium für Arbeit, Familie und Gesundheit sowie den Landesverbänden der Pflegekassen in Hessen, der VolkswagenStiftung, unseren Teilnehmerinnen und Teilnehmern, den beteiligten Pflegediensten und Altenpflegeheimen sowie im speziellen Katharina Krause, Judith Franzmann, Prof. Dr. Bernhard Schmitz, Prof. Dr. Franziska Perels, Arthur Schall, Sonja Onufszak, Kerstin Bindel, Alessandra Bähr, Anne Kümmel, Sandra Sahlender, Familie Haberstroh, Familie Strauch, Familie Neumeyer, Ulla Lehmann, Valentina Tesky und all jenen, die das TANDEM in den letzten Jahren mit Interesse begleitet haben.

Julia Haberstroh, Katharina Neumeyer, Johannes Pantel
Im Juli 2015

Inhaltsverzeichnis

Was ist Demenz?

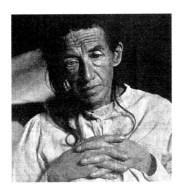

Abb. 1.1 Auguste D. (wikipedia.org)

Frau Umtrieb ist 65 Jahre alt und lebt gemeinsam mit ihrem Ehemann und ihren Kindern über dem Restaurant, das die Familie seit über 30 Jahren betreibt. Früher war Frau Umtrieb sehr aktiv, hatte einen großen Freundeskreis und viel Freude an der Arbeit im Restaurant. Seit einiger Zeit zieht sie sich immer mehr aus der Arbeit zurück, auch Kontakte scheut sie. Sie sagt, sie sei zu alt für so etwas und es mache ihr auch keinen Spaß mehr. Ihre Familie bemerkt schon seit einiger Zeit, dass es ihr immer schwerer fällt, sich zu konzentrieren. In Gesprächen verliert sie häufig den Faden oder findet die richtigen Worte nicht. Sie vergisst kurz zurückliegende Ereignisse und findet Sachen nicht mehr. Oft wirft sie ihren Kindern vor, sie hätten ihre Sachen falsch eingeordnet. Sie selbst räumt ständig um, trägt Dinge hin und her. Einmal hat sie nach dem Einkaufen den Rückweg nicht mehr gefunden. Frau Umtrieb bestreitet ihre zunehmenden Probleme und spielt sie herunter. Der Hausarzt schöpft Verdacht und überweist sie zu einem Facharzt für Psychiatrie und Neurologie. Dieser diagnostiziert bei Frau Umtrieb eine mäßige kognitive Beeinträchtigung im Rahmen einer Alzheimer-Demenz.

1.1   Demenz: Eine Krankheit mit vielen Gesichtern

Ein Gesicht, das viele von uns mit Demenz verbinden, ist das Gesicht der Auguste D. – die erste Alzheimer-Patientin, deren Demenz von Alois Alzheimer in Frankfurt am Main diagnostiziert wurde (■ Abb. 1.1 und ■ Abb. 1.2).

Menschen mit Demenz können ihr Leben durchaus noch genießen.

Viele verbinden mit Demenz auch Gedächtnisprobleme – »Demenz, das ist doch die Krankheit, bei der man alles vergisst.« Und vielen kommen beim Gedanken an Demenz traurige, verwirrte alte Menschen in den Sinn. Der Gedanke an Demenz macht Angst – Angst vor dem Verlust der Persönlichkeit, der Fähigkeiten, der Erinnerungen an das eigene Leben und der Selbstständigkeit. Aber Demenz kann auch ganz anders aussehen. Menschen mit Demenz können durchaus noch ihr Leben genießen, können sich wohl fühlen, aktiv sein und Freude erleben (■ Abb. 1.3).

1.2   Ursachen der Demenz

Die häufigste Demenzform ist die Alzheimer-Demenz.

Demenz gehört zu den organisch psychischen Erkrankungen. Unter dem Begriff »Demenz« wird eine uneinheitliche Gruppe von Störungen zusammengefasst, die auf sehr unterschiedliche Ursachen zurückzuführen sind. Als häufigste Demenzform gilt die Alzheimer-Demenz. Sie ist die Ursache von mehr als der Hälfte aller demenziellen Erkrankungen. Zweithäufigste Demenzform ist die vaskuläre (gefäßbedingte) Demenz.

■ **Alzheimer-Demenz**

Die Ursache der Alzheimer-Demenz ist noch ungeklärt. Es sind jedoch zahlreiche Veränderungen bekannt, die mit einer Alzheimer-Demenz einhergehen. Im Gehirn eines Menschen, der an Alzheimer-Demenz leidet, ist ein fortschreitender Abbau der Gehirnmasse zu erkennen. Nervenzellen und ihre Verbindungen sterben ab. Mikroskopisch sind die für die Alzheimer-Demenz charakteristischen Eiweißablagerungen festzustellen.

■ **Vaskuläre Demenz**

Die Ursache für die vaskuläre Demenz liegt in arteriosklerotischen Prozessen (umgangssprachlich auch: Arterienverkalkung) an kleinen Gehirnarterien, die zu Durchblutungsstörungen führen. Die betroffenen Nervenzellen sterben ab.

■ **Gemischte Demenz**

Alzheimer und vaskuläre Demenz treten häufig gemeinsam als sogenannte »gemischte Demenz« auf. Diese beiden häufigsten Demenzformen sind primäre Demenzen, d. h., die demenzielle Erkrankung stellt hierbei die Grunderkrankung dar. Primäre Demenzen sind irreversibel, d. h. nicht heilbar.

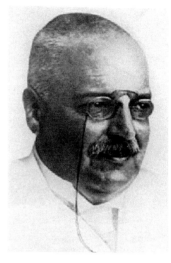

■ Abb. 1.2 A. Alzheimer (wikipedia. org)

Wichtig bei Demenz: frühzeitige umfassende Diagnostik!

■ **Sonstige Demenzformen**

Sonstige Demenzformen sind deutlich seltener und setzen sich aus anderen primären Demenzen und aus sekundären Demenzen zusammen. Weitere seltenere primäre Demenzen sind z. B. die Frontotemporale Demenz, Demenz bei Creutzfeldt-Jakob-Erkrankung oder Lewy-Körperchen-Demenz. Sekundäre Demenzen sind Folgeerscheinungen, die auf über 50 verschiedene Grunderkrankungen, wie z. B. Stoffwechselerkrankungen, Vitaminmangelzustände und chronische Vergiftungserscheinungen durch Alkohol oder Medikamente, zurückzuführen sind. Diese Grunderkrankungen sind behandelbar oder sogar heilbar. Deshalb ist bei Verdacht auf ein demenzielles Syndrom eine frühzeitige umfassende Diagnostik dringend anzuraten.

1.3 Symptome und Krankheitsverlauf

Demenz ist kein einheitliches Krankheitsbild, sondern ein klinisches Syndrom – d. h. eine Gruppe von Symptomen, die auf das Vorliegen einer chronischen Hirnerkrankung unterschiedlicher Ursache hinweisen. Zusätzlich zu den unterschiedlichen Formen der Demenz können sich Verlauf und Symptomatik bei jedem Menschen mit Demenz erheblich unterscheiden. Dies soll nicht bedeuten, dass man die Gemeinsamkeit, die durch die Erkrankung entsteht, übersieht. Es heißt aber, dass man keine allgemeingültigen Aussagen für alle betroffenen Personen aufstellen kann.

Demenzerkrankungen verlaufen individuell sehr unterschiedlich.

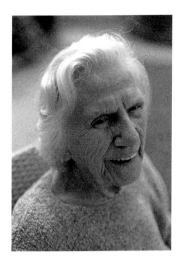

■ **Tab. 1.1** Nicht-kognitive Symptome bei Demenz	
Wahrnehmungsveränderungen	– Wahnvorstellungen – Verkennungen – Halluzinationen
Affektive Veränderungen	– Depression/Dysphorie – Manische Symptome – Angst
Persönlichkeitsveränderungen	– Apathie/Gleichgültigkeit – Reizbarkeit/Labilität – Enthemmung – Agitation, z. B. Umherwandern – Aggressionen/feindselige Verhaltensweisen
Neurovegetative Veränderungen	– Schlaf/Verhalten während der Nacht – Appetitveränderung und Essstörung

Die Alzheimer-Demenz schreitet langsam, aber stetig voran.

Auch im individuellen Krankheitsverlauf eines Menschen mit Demenz variiert die Symptomatik erheblich. Demenz ist eine fortschreitende Erkrankung, deren Symptomatik sich im gesamten Krankheitsverlauf stetig verändert. Sogar im Tagesverlauf können deutliche Schwankungen festgestellt werden. Beispielsweise wird bei manchen Menschen mit Demenz eine Verstärkung von Unruhe und Bewegungsdrang zu Abend- und Nachtstunden beobachtet, das sogenannte »sun-downing«.

Der Verlauf der Alzheimer-Demenz ist langsam progredient, d. h., es kommt zu einer allmählichen, aber konstanten Verschlechterung der Symptomatik. Zunächst sind die Symptome nur leicht vorhanden. Zum Teil treten in der Prodromalphase, d. h. der Phase, die der eigentlichen Krankheitserscheinung vorausgeht, nicht-kognitive Symptome wie Depressivität, Apathie oder Schwindel auf. In 50% der Fälle sind die ersten Krankheitsanzeichen Beeinträchtigungen des Gedächtnisses und der zeitlichen und örtlichen Orientierung. Im Verlauf der Erkrankung treten weitere kognitive Störungen auf, wie Wortfindungsstörungen, beeinträchtigte Fähigkeit zum komplexen Denken, Aufmerksamkeitsdefizite und Störungen beim Planen und Problemlösen. Beim Fortschreiten der Erkrankung ist damit die Selbstständigkeit im Alltag deutlich eingeschränkt. Neben diesen kognitiven Symptomen gibt es noch eine Reihe nicht-kognitiver Auffälligkeiten (■ Tab. 1.1).

Diese Symptome spielen in der Diagnostik nur eine untergeordnete Rolle. In der häuslichen und stationären Pflege werden sie jedoch als entscheidende Belastung beschrieben und führen eher zur Heimübersiedlung als kognitive Symptome.

Bei Alzheimer-Demenz kann es Phasen geben, in denen sich die Krankheit scheinbar nicht verschlechtert.

Im fortgeschrittenen Stadium der Erkrankung kommt es zu Inkontinenz von Blase und Darm, zum Verlust intellektueller Fähigkeiten wie der Sprache und häufig zu Bettlägerigkeit.

Zu jedem Verlaufszeitpunkt können Plateauphasen unterschiedlicher Dauer auftreten, d. h. Phasen mit einem scheinbaren Stillstand der Krankheit. Die Krankheitsdauer weist eine hohe interindividuelle Variabilität auf. Im Mittel liegt die Dauer der Erkrankung zwischen 5 und 8 Jahren. Sie kann jedoch auch nur 1 Jahr oder bis zu 20 Jahre währen.

Während es bei der Alzheimer-Demenz zu einer, von Plateauphasen abgesehen, relativ linearen Verschlechterung kommt, verläuft eine vaskuläre Demenz oft stufenförmig. Durch kleinere oder größere Hirninfarkte kommt es zu einer massiven Verschlechterung der Symptomatik. Es folgt eine nicht vollständige Erholung, bis der nächste Hirninfarkt eintritt. Bei den kognitiven Störungen der vaskulären Demenz zeigt sich ein sehr heterogenes Bild. Die Symptomatik ist stark abhängig von dem Hirnareal, das betroffen ist.

Stufenförmiger Verlauf bei vaskulärer Demenz

Auch wenn klare Unterschiede insbesondere im Verlauf definiert werden, sind die beiden häufigsten Demenzformen Alzheimer und vaskuläre Demenz klinisch oft nur schwer voneinander abgrenzbar.

1.4 Diagnostik

Eine Demenz wird im Wesentlichen auf der Basis der klinischen Symptome diagnostiziert. Berücksichtigt werden müssen hierbei auch Beobachtungen über den Verlauf der Symptome (z. B. Haben diese plötzlich eingesetzt oder sich allmählich entwickelt? Über welchen Zeitraum bestehen die Symptome?). Entsprechend ist ein ausführliches ärztliches Gespräch, das immer auch eine Befragung und Anhörung der Angehörigen oder weiterer naher Bezugspersonen mit einschließen sollte, die wichtigste Voraussetzung für die Stellung der Diagnose. Auch das Feststellen der nicht-kognitiven Symptome (z. B. Depressivität, Wahn, Agitation) sollte Teil dieser Informationssammlung sein. Schließlich sind diese Beeinträchtigungen im Erleben und Verhalten der Betroffenen ebenso wie das Vorliegen kognitiver Symptome und das Vorliegen von praktischen Funktionseinschränkungen (sogenannte eingeschränkte Alltagskompetenz) eine wichtige Basis für eine erste Differenzierung zwischen möglichen Demenzursachen. Das Wissen über die Symptome und die Verlaufscharakteristika erlaubt auch bereits, Hypothesen über das Vorliegen wichtiger Alternativerklärungen (sogenannte Differenzialdiagnosen) zu bilden. Wichtige Differenzialdiagnosen sind z. B. das Vorliegen einer schweren Depression mit vorübergehenden Funktionseinbußen (sogenannte depressive Pseudodemenz) oder das Vorliegen eines Delir (Synonym: akuter Verwirrtheitszustand).

Wichtig: Alternative Diagnosen ausschließen!

Neben dem ärztlichen Interview und der körperlichen Untersuchung eines Patienten empfehlen die medizinischen Fachgesellschaften mindestens die Durchführung folgender zusätzlicher Untersuchungen:

— Testpsychologische Untersuchung zur Feststellung der Schwere
der Demenz und der Ausprägung von kognitiven Störungen
— Blutabnahme mit Laboruntersuchungen
— Bildgebende Untersuchung des Gehirns (z. B. CCT oder MRT)

Diese Zusatzuntersuchungen erlauben es zum einen, die Differenzialdiagnose noch präziser zu stellen. Hieraus ergeben sich häufig verschiedene therapeutische Konsequenzen. Darüber hinaus gestattet die
Zusatzdiagnostik den Ausschluss anderer internistischer oder neurologischer Erkrankungen, die die Hirnfunktion beeinträchtigen, und
daher ebenfalls die Behandlung entscheidend beeinflussen können.

Schließlich stehen dem Facharzt noch eine Reihe weiterer Spezialuntersuchungen zur Verfügung, die insbesondere dann zum Einsatz
kommen sollten, wenn nach Durchführung der Basisuntersuchung
noch keine Entscheidung über Diagnose oder Differenzialdiagnose
getroffen werden kann. Hierzu zählen etwa speziellere bildgebende
Untersuchungen zur Darstellung der Hirnfunktionen (z. B. PET)
oder aber die Durchführung einer Lumbalpunktion (Nervenwasser-
untersuchung). Mit den erhofften Fortschritten in der Erforschung
wirkungsvollerer Therapiemöglichkeiten verschiedener Demenzformen werden diese Spezialuntersuchungen in Zukunft immer mehr
Bedeutung gewinnen.

■ Ärztliche Untersuchungen und Anamnese

Regelmäßige ärztliche Untersuchungen sind erforderlich.

Eine ausführliche Diagnostik sollte mindestens einmal – möglichst
noch im frühen Stadium – einer Demenzerkrankung durchgeführt
werden. Darüber hinaus sind regelmäßige ärztliche Untersuchungen
zur Überwachung der Medikamentenbehandlung erforderlich. Jedoch auch bei allen plötzlichen oder unerklärlichen Abweichungen
im klinischen Bild wird eine ärztliche Einschätzung empfohlen. Der
Arzt muss dann über die Notwendigkeit weiterer Diagnostik entscheiden. Dies gilt sowohl bei einer raschen Verschlechterung des
bekannten Zustandes, jedoch auch beim Auftreten neuer Symptome.
Schließlich können viele der oben genannten nicht-kognitiven Symptome der Demenz (z. B. Agitation, Aggression und abwehrendes
Verhalten, Appetitveränderungen, Schlafverhalten) auch auf das Vorliegen eines akuten (möglicherweise unerkannten) medizinischen
Problems hinweisen, zu denen Flüssigkeitsmangel, Medikamenten-
nebenwirkungen, aber auch akute Infektionen zu rechnen sind.

Aus den genannten Gründen ist daher von besonderer Bedeutung, Menschen mit Demenz bei bestehendem oder geäußertem
Unwohlsein trotz oder gerade wegen ihrer eingeschränkten Kommunikationsfähigkeit hinsichtlich des eventuellen Vorliegens akuter
Körpersymptome (z. B. Schmerz, Übelkeit, Atemnot) möglichst aktiv
zu befragen und ihre diesbezüglichen Äußerungen sehr ernst zu nehmen. Eine sehr plötzlich aufgetretene und bislang nicht vorhandene
problematische Verhaltensweise oder akute Kommunikationsbeein-
trächtigung eines Menschen mit Demenz sollte daher besonders dann

Anlass für die Konsultation eines Arztes geben, wenn sie sich auf andere Weise (z. B. persönliche Zuwendung) nicht beeinflussen oder abmildern lässt.

1.5 Therapie

Leider hört und liest man immer noch sehr häufig die irrige Ansicht, dass man Demenzen doch nicht behandeln könne. Tatsächlich sind zwar für die meisten Demenzen ursächliche Therapien bislang nicht bekannt, obwohl heute sehr intensiv an neuen Wirkstoffen geforscht wird. Das gilt insbesondere für die häufigste Demenzursache, die Alzheimer-Krankheit. Gleichwohl steht für die Behandlung der Demenzen heute eine Vielzahl von medikamentösen und nicht-medikamentösen Ansätzen zur Verfügung. Diese zielen auf eine Verbesserung der Symptome, eine positive Beeinflussung des Krankheitsverlaufs (z. B. langsameres Fortschreiten der Symptome), und letztlich auch auf eine Verbesserung der Lebensqualität der Betroffenen ab.

> Sinn der Therapie: Verbesserung der Lebensqualität!

■ Therapieansätze

Bei allen eingesetzten Therapien müssen Nutzen und Risiken stets sorgfältig gegeneinander abgewogen werden. Die vorhandenen Therapieansätze lassen sich einteilen in:

— Basistherapie (hierzu zählt z. B. eine gute allgemeinmedizinische Behandlung und regelmäßige Untersuchung sowie die Ausschaltung von Risikofaktoren)
— Spezifische medikamentöse Therapie der kognitiven Symptome mit sogenannten Antidementiva
— Falls unumgänglich kann eine zeitlich begrenzte und behutsame medikamentöse Behandlung der nicht-kognitiven Symptome mit Psychopharmaka (z. B. Antidepressiva, Antipsychotika) hilfreich sein; dies ist z.T. bei Vorliegen von Depressionen oder Wahnvorstellungen gegeben
— Trainingsprogramme, die sich an die Menschen mit Demenz selbst richten (z. B. ressourcenorientiertes kognitives Training, Ergotherapie)
— Nicht-medikamentöse Therapieangebote, die eher auf eine Verbesserung der nicht-kognitiven Symptome und auf die Lebensqualität zielen (z. B. Musiktherapie, sensorische Verfahren)
— Trainingsprogramme, die sich in erster Linie an die versorgenden Angehörigen oder beruflich Pflegende richten (z. B. Kommunikationstrainings)

Für viele der heute eingesetzten nicht-medikamentösen Verfahren zur Behandlung von Demenzerkrankungen gibt es noch keine wissenschaftlichen Wirksamkeitsbelege. Zu berücksichtigen ist darüber hinaus auch, dass manche Verfahren für einige Menschen mit Demenz gar nicht geeignet sind. So würde z. B. ein Mensch mit einer

> Therapie muss individuell erfolgen!

mittelschwer oder schwer ausgeprägten Symptomatik in der Regel von einem kognitiven Trainingsprogramm gar nicht mehr profitieren. Der Einsatz dieses Verfahrens würde dann sowohl für die Menschen mit Demenz, aber auch für die Therapeuten nur Stress und Zeitverschwendung mit sich bringen.

Hieraus folgt, dass die in der Regel begrenzten personellen Ressourcen in der pflegerischen und psychologischen Versorgung von demenzkranken Menschen insbesondere für diejenigen Verfahren eingesetzt werden sollten, für die wissenschaftliche Wirksamkeitsbelege vorliegen. Dies gilt z. B. für die Musiktherapie, manche sensorischen Verfahren (sogenannte Aromatherapie) sowie für Kommunikationstrainings für Angehörige und beruflich Pflegende. Für diese Ansätze liegen heute bereits gute Wirksamkeitsbelege vor.

Entsprechend individuell wie die Ausprägung der Symptome bei einem Menschen mit Demenz sollte auch die Anwendung therapeutischer Maßnahmen möglichst im Rahmen eines individuell angepassten Gesamttherapiekonzeptes erfolgen. Nicht jedes medikamentöse oder nicht-medikamentöse Verfahren ist für jeden Menschen mit Demenz gleich wirksam bzw. geeignet und sollte daher insbesondere bei fehlender Wirkung wieder abgesetzt werden. Sorgfältig zu berücksichtigen ist immer auch ein angemessenes Verhältnis von Nutzen und Risiko. Dies gilt vor allem im Einsatz von Medikamenten.

1.6 Was bedeutet eine Demenz für die erkrankte Person?

Demenz: Erkrankung zwischen Traum und Realität

Viele Menschen mit Demenz vergleichen ihren Bewusstseinszustand mit dem Zustand beim Aufwachen. Man schläft nicht mehr, ist aber auch noch nicht ganz wach. Man weiß nicht genau, was noch Traum ist und was schon Realität. Alles wirkt unsicher und verschwommen.

Aber jeder Betroffene erlebt seine Krankheit anders. Menschen gehen unterschiedlich mit Krankheiten um und das bisherige Leben spielt hierbei eine große Rolle. Auch das jeweilige Stadium der Erkrankung ist wichtig: Habe ich gerade erfahren, dass ich an Alzheimer leide oder ist die Demenz bereits so weit fortgeschritten, dass ich gar nicht mehr weiß, dass ich an Alzheimer leide, aber mit den Folgen leben muss? Im Folgenden sollen deshalb nur Beispiele gegeben werden, was die Lebenswelt für einen demenziell Erkrankten bestimmen und wie sie aus seinem Blickwinkel aussehen kann.

1.6.1 Depressive Symptome

Im Frühstadium werden Überforderungen oft gemieden.

Gerade im Frühstadium der Demenz, in dem der Betroffene die Symptome, z. B. die Gedächtnisstörungen, bewusst wahrnimmt, treten häufig depressive Symptome auf. Der Verlust von Fähigkeiten wird noch sehr bewusst wahrgenommen. Probleme zum Beispiel beim Planen des Urlaubs treten auf, Auto fahren überfordert, zunehmend wird das Führen von Gesprächen schwieriger. Diese Verluste führen zu einer Abnahme der Selbstbestimmung und Selbständigkeit. Ebenso wird das Selbstwertgefühl angegriffen, was durch die Beschämung, dass die Defizite für andere sichtbar sind, noch verschlimmert wird. Im Verhalten zeigt sich dies zu Beginn der Erkrankung häufig durch Vermeidungsverhalten.

Situationen, die eine Überforderung bedeuten könnten, werden gemieden – wie im Fallbeispiel von Frau Umtrieb der Kontakt mit Freunden. Die erkrankten Menschen werden häufig immer passiver. Eine zunehmende Tatenlosigkeit und sozialer Rückzug können die Folgen sein. Ebenso ist es nachvollziehbar, dass manche Menschen mit Demenz wütend werden über die eigene Unfähigkeit. Wie würde es Ihnen gehen, wenn Dinge, die Sie Ihr Leben lang konnten, sich auf einmal als unüberwindbare Hindernisse herausstellten?

1.6.2 Reizüberflutung

Im Alltag erleben Menschen, die an Demenz leiden, Situationen, die für sie verwirrend sind. Zu viele Reize und Informationen strömen auf sie ein. Aufgaben, die sie früher leicht erfüllen konnten, werden zur Herausforderung. Gesunde Personen haben für verwirrende Situationen Strategien, um sich zu helfen. Sie überprüfen die Situation, filtern unwichtige Informationen heraus, konzentrieren sich auf das Problem, sammeln Informationen, die ihnen weiterhelfen und sortieren diese. Wenn jemand zum Beispiel mit dem Zug an einem fremden Bahnhof ankommt und zu seinem Anschlusszug möchte, hat er die Fähigkeit, unwichtige Reize, wie Geräusche und Stimmen der anderen Passagiere um ihn herum, auszufiltern und sich auf die Stimme der Zugansage zu konzentrieren.

Reizüberflutungen vermeiden!

Ein Mensch mit Demenz erlebt ständig Situationen, die ihn verwirren, da er nicht mehr zwischen unwichtigen und wichtigen Informationen filtern kann und die Fähigkeit zum abstrakten Denken zunehmend verloren geht. Menschen mit Demenz verlieren zudem die Fähigkeit, sich aus der überfordernden Situation zu befreien. Sie sind ihr hilflos ausgeliefert. Selbst die aufkommenden Gefühle, wie Hilflosigkeit oder Angst, werden zwar wahrgenommen, können aber manchmal nicht mehr verstanden werden.

1.6.3 Heimweh

Es wird häufig beschrieben, dass Menschen mit Demenz nach dem verstorbenen Ehepartner fragen oder »nach Hause« wollen, obwohl sie zuhause sind. Demenziell Erkrankte können sich noch relativ lange an Dinge erinnern, die vor ihrer Erkrankung liegen. Umso weiter

Erinnerung an lang zurück liegende Ereignisse bleibt am Besten erhalten

Ereignisse zurück liegen, desto länger werden sie erinnert. Wenn sich Menschen mit Demenz hilflos fühlen, sich in einer scheinbar ausweglosen Situationen befinden, erinnern sie sich an Personen, die ihnen helfen konnten oder an Situationen, in denen es ihnen gut ging. Es ist nicht verwunderlich, dass erkrankte Menschen in dieser Lage z. B. die Frage nach der Mutter oder dem verstorbenen Ehepartner stellen, welche immer eine Stütze waren.

Der demenzkranke Herr Ängstlich lebt mit seiner Frau in ihrer gemeinsamen Wohnung. Da Herr Ängstlich stark schnarcht, schlafen die beiden in getrennten Schlafzimmern. Seine Frau bringt ihn abends ins Bett, weil Herr Ängstlich gehbehindert ist und Hilfe beim Einstieg ins Bett benötigt. Seit einiger Zeit beginnt Herr Ängstlich zu rufen, sobald seine Frau das Licht ausgeschaltet und das Zimmer verlassen hat. Er ruft immer wieder »Mama, Mama!« Wenn seine Frau zurückkehrt und fragt, was los sei, so antwortet er »Nichts!« Doch kaum ist das Licht wieder ausgeschaltet, ruft er erneut.

Die Dunkelheit scheint ihn zu verängstigen. Wenn er früher, vor langer Zeit, ängstlich war, dann kam seine Mutter und nahm ihn in den Arm, um ihn zu trösten. Nun sehnt er sich in angstvollen Situationen nach dieser Geborgenheit, die ihm seine Mutter geben konnte. Aber die Frage seiner Frau, was los sei, kann er nicht beantworten. Denn die Angst nimmt er zwar wahr, aber er versteht sie nicht mehr und kann seine Angst auch nicht begründen oder in Worte fassen. Er weiß durchaus, dass seine Mutter nicht mehr lebt. Aber eigentlich ruft er ja auch gar nicht nach der Mutter. Er ruft nach der Geborgenheit.

Unsicherheit, weil gut erinnerte Ereignisse nicht mehr existieren

Auch der Wunsch, nach Hause gehen zu wollen, obwohl der erkrankte Mensch ja eigentlich zuhause ist, ist nachvollziehbar. Denn dieses »Zuhause«, nach dem er sich nun sehnt, der Ort, an dem er sich sicher und geborgen gefühlt hat, existiert nicht mehr. Er erinnert sich an das Zuhause als einen Ort, an dem er sich und seiner Umgebung sicher war. Die Krankheit führt aber dazu, dass er sich nirgendwo mehr sicher fühlen kann.

❯ »Ich will nach Hause« kann also auch heißen: »Ich will dahin, wo ich mich wohl gefühlt habe, wo ich mir meiner Fähigkeiten sicher war, wo ich geborgen war.«

1.6.4 Verlust der Selbstständigkeit

Überforderung und Unsicherheit werden durch liebevolle Zuwendung gelindert.

Im Laufe der Demenz benötigt die betroffene Person zunehmend Hilfe von anderen. Häufig benötigen sie zum Beispiel Hilfe beim Waschen. Es kann passieren, dass ihnen die verschiedenen Schritte, die zum Waschen notwendig sind, nicht mehr bewusst sind. Das führt dazu, dass aus der Sicht des Betroffenen mit ihm etwas gemacht wird, was er nicht versteht. Er wird beispielsweise entkleidet, ohne dass er den Grund dafür weiß. Gleichzeitig kann es mit fortschreitender Demenz vorkommen, dass die betroffene Person Fragen wie: »Was will man von mir? Wer spricht mit mir? Was passiert mit mir?«, nicht mehr formulieren kann. Die Gefühle sind jedoch deutlich vorhanden. Das kann zu Wut, Panik, aber auch Hilflosigkeit oder Angst führen.

Im Alltag eines Menschen mit Demenz kommen Gefühle wie Überforderung, Unsicherheit, Verwirrung, Angst, Hilflosigkeit, aber auch Wut und Aggressivität vor. Das soll nicht heißen, dass nur angstvolle und unangenehme Ereignisse den Tag eines Menschen mit Demenz bestimmen. Es gibt auch positive Erlebnisse in seinem Alltag. So wird beispielsweise die liebevolle Zuwendung der Tochter, des Sohnes oder des Ehepartners wahrgenommen und als wertvoll erlebt.

1.6.5　Kommunikationsschwierigkeiten

Oft wollen Menschen mit Demenz die eigenen Defizite nicht wahrhaben, verdrängen sie und werden ärgerlich, wenn man sie darauf hinweist. Besonders gravierend erleben die Erkrankten hierbei die Beeinträchtigungen der Kommunikation. Kommunikation, das heißt der Austausch von Gedanken, Gefühlen, Wünschen und Vorstellungen, ist für Menschen ein grundlegendes Bedürfnis und von fundamentaler Bedeutung. Die Möglichkeit, mit der Außenwelt zu kommunizieren, geht Menschen mit Demenz Schritt für Schritt verloren. Zunächst fallen dem Erkrankten einzelne Worte nicht mehr ein oder er kann die Frage, was er gestern gemacht hat, nicht mehr beantworten. Im letzten Stadium der Erkrankung können Worte weder formuliert noch verstanden werden. Lediglich der emotionale Ausdruck hilft noch zu verstehen, was im jeweils anderen vor sich geht.

Missverständnisse, fehlende Worte und weitere Misserfolge in Gesprächen und Kontakten mit anderen Menschen frustrieren die Betroffenen häufig so sehr, dass sie sich mehr und mehr zurückziehen und von ihrer Außenwelt isolieren. Ausgerechnet Kommunikation und soziale Aktivitäten sind es aber, aus denen Menschen mit Demenz maßgeblich ihr Wohlbefinden und ihre Lebensqualität schöpfen.

> ❯ Mit den Beeinträchtigungen der Kommunikation werden zunehmend das Wohlbefinden und die Lebensqualität eingeschränkt. Um Menschen mit Demenz Lebensqualität zu ermöglichen, muss die Kommunikation mit ihnen aufrechterhalten werden.

Wenn Worte fehlen, bleibt der emotionale Ausdruck.

1.6.6　Lebensthemen

Bei aller Rede von Fähigkeits- und Selbstwertverlust darf aber nicht vergessen werden, dass bei Demenz auch viele Fähigkeiten überdau-

Was früher wichtig war, wird gut erinnert und ist auch heute noch wichtig.

ern und gesunde Selbstwertanteile erhalten bleiben. Diese zeigen sich insbesondere in Zusammenhang mit den wichtigen Lebensthemen eines Menschen – so ist und bleibt der ehemalige Fußballspieler Herr Sportlich stolz auf seine Leistungen und die Erfolge seines Fußballteams; die pensionierte Opernsängerin Frau Carmen richtet sich begeistert im Rollstuhl auf, wenn ihre liebste Arie im Radio ertönt und singt selbstbewusst mit; die einst fleißige Hausfrau Frau Sauber streicht selig die Tischdecken im Pflegeheim glatt und strahlt beim Lob ihres Ordnungssinns.

> **Lebensthemen**
>
> Als Lebensthemen bezeichnet man solche Ereignisse, Fähigkeiten und Eigenschaften, die das Leben eines Menschen reich und bedeutsam gemacht haben und immer noch machen.

Diese Lebensthemen gehen im Verlauf einer Demenz nicht verloren. Wenn man sich vorstellt, dass die Erinnerung an das eigene Leben in Stein gemeißelt ist, dann wurden die Erinnerungen an die Lebensthemen ein bisschen tiefer eingemeißelt – damit sie auch bloß nicht erlöschen. Denn eben diese Erinnerungen sind es, über die das Wohlbefinden und der Selbstwert demenzkranker Menschen aufrechterhalten werden. Das Wissen über diese Lebensthemen ermöglicht es der Umgebung, mit demenzkranken Menschen ins Gespräch zu kommen, gemeinsam zu handeln, sich gemeinsam zu freuen und so Kommunikation aufrecht zu erhalten. Kommunikation besteht nicht nur aus Worten, Kommunikation steckt in jeder kleinen Bewegung, Handlung oder auch Nicht-Handlung.

1.7   Was bedeutet Demenz für die Angehörigen des erkrankten Menschen?

Für versorgende Angehörige schwer: Abschied vom früher gekannten Menschen

In mindestens 80% der Fälle wird die Versorgung und Pflege von Menschen mit Demenz von den Angehörigen geleistet. Gleichzeitig gehört diese Situation zu den belastendsten, denen Familienmitglieder ausgesetzt sein können. In allen Lebensbereichen kommt es zu tiefgreifenden Veränderungen durch die Erkrankung des Partners oder Elternteils. Es ist ein grundlegender Widerspruch auszuhalten: Auf der einen Seite steht die enge Bindung zu einem wichtigen Menschen, der nun Versorgung und Pflege braucht. Auf der anderen Seite muss der versorgende Angehörige täglich Abschied nehmen von dem Menschen, der der Erkrankte früher war – vor Ausbruch der Demenz.

1.7.1 Anpassungsleistungen

Im Verlauf der Demenzerkrankung müssen die versorgenden Angehörigen verschiedene schwierige Anpassungsleistungen bewältigen. Es beginnt mit den ersten Symptomen der Krankheit, die am Anfang häufig noch fehlinterpretiert oder geleugnet werden; danach folgt die psychische Verarbeitung der Diagnose und schließlich muss der sich verändernde Mensch versorgt und gepflegt werden. Das familiäre Gleichgewicht, das über Jahre hinweg etabliert wurde und durch beständige Muster von Beziehungen und Verhaltensweisen gekennzeichnet war, wird durch die Erkrankung erschüttert und muss im Laufe der Demenz ständig angepasst werden.

1.7.2 Rollenwechsel

Die Rollen, die sich im Laufe des Zusammenlebens ausgebildet haben, müssen neu definiert werden. Herr Fürsorglich, der früher mit Stolz seine Familie versorgt hat, muss nun selbst versorgt werden. Frau Putzteufel, die früher den Haushalt geführt hat, kann heute die einfachsten Tätigkeiten nicht mehr verrichten. Frau Karriere-Leiter, die ihr Leben lang berufstätig war und der ihre Eigenständigkeit immer wichtig war, ist auf einmal von anderen abhängig. Die versorgenden Angehörigen müssen die schwindenden Fähigkeiten ausgleichen und neue Rollen übernehmen.

Wenn die Demenz bei den Eltern oder Schwiegereltern auftritt, führt dies zur Umkehr der früheren Rollen. Für den erkrankten Menschen müssen Entscheidungen getroffen und Grenzen gesetzt werden. Das Elternteil kommt in eine starke Abhängigkeit gegenüber seinen Kindern, vergleichbar der Situation von Kindern in ihren ersten Lebensjahren. Das stellt eine ungewohnte und schwierige Situation dar.

> Umkehr der Rollen, wenn die Eltern erkranken und von den Kindern versorgt werden müssen

Neben den neuen Rollen, die übernommen werden müssen, bedeuten die Veränderungen des Menschen mit Demenz für den versorgenden Angehörigen einen emotionalen Verlust. Der Ehemann, der immer eine Stütze im Leben war, kann keine längeren Gespräche mehr führen und wird schnell aggressiv. Die Mutter, auf die sich die Tochter immer verlassen konnte, zieht sich zurück und wirkt apathisch. Es kann sogar passieren, dass die Angehörigen sich den Tod des demenzkranken Partners wünschen, um den psychologischen Verlust auch real betrauern zu können. Gleichzeitig sind für sie damit starke Schuldgefühle verbunden.

> Emotionaler Verlust

Die Neudefinition der Rollen im Familiensystem und die Akzeptanz der Erkrankung werden durch die erheblichen Schwankungen der demenziellen Symptomatik erschwert. Selbst bei der Alzheimer-Demenz, die insgesamt gesehen gleichmäßig fortschreitet, sind im Laufe eines Tages starke Schwankungen der Fähigkeiten und Gefühle des demenzkranken Menschen zu beobachten. Für die

Angehörigen bedeutet das, dass sie zwischen Verzweiflung und Hoffnung schwanken.

1.7.3   Herausforderungen

Große Anforderungen an versorgende Angehörige

Die Versorgung eines Menschen mit Demenz in der Familie bringt eine Vielzahl von Herausforderungen und Belastungen mit sich. Versorgende Angehörige erleben u.a. Verschlechterungen ihres körperlichen Gesundheitszustandes und Wohlbefindens, Einbußen des psychischen Wohlbefindens und Einschränkungen der Anzahl und Qualität der sozialen Beziehungen innerhalb und außerhalb der Familie. Somit müssen sie als Risikogruppe für physische und psychische Erkrankungen betrachtet werden.

Auch wenn in der öffentlichen Wahrnehmung die Gedächtnisprobleme im Mittelpunkt einer Demenz stehen, so sind es eigentlich ganz andere Schwierigkeiten, die die versorgenden Angehörigen am meisten belasten. Die versorgenden Angehörigen verzweifeln oft vielmehr an den schwankenden Gefühlen, den herausfordernden Verhaltensweisen, wie beispielsweise Schreien oder nächtliches Herumwandern, und an den Kommunikationsschwierigkeiten. Seinen Angehörigen nicht mehr verstehen, sich ihm nicht mehr mitteilen können, und gleichzeitig mit ihm die meiste Zeit verbringen – das gibt vielen versorgenden Angehörigen das Gefühl, allein zu sein – allein zu zweit. Daher ist es nicht nur, wie oben besprochen, für den demenziell erkrankten Menschen wichtig, dass Kommunikation aufrecht erhalten wird, sondern ebenso für seinen versorgenden Angehörigen.

1.8   Was bedeutet Demenz für Altenpflegekräfte?

Nicht jeder Mensch mit Demenz kann von der Versorgung durch Angehörige in der häuslichen Umgebung profitieren. Immer mehr Menschen mit Demenz sind auf die Unterstützung durch beruflich Pflegende oder Hilfsdienste (z. B. Essen auf Rädern) angewiesen. Dies kommt unter anderem daher, dass Menschen mit Demenz zunehmend allein leben und oft keine sozialen Bezugssysteme mehr existieren. Zum anderen spielen die steigende Berufstätigkeit von Frauen und die geringere Zahl an pflegenden (Enkel-)Kindern pro pflegebedürftigen (Groß-)Elternteil eine Rolle. Hierdurch nehmen die Unterstützungsmöglichkeiten in den Familien ab, wodurch vermehrt auch auf Unterstützung von außen zurückgegriffen werden muss (z. B. auf ambulante Pflegedienste). Hinzu kommt, dass bis zu 80% der Betroffenen im Laufe der demenziellen Erkrankung in ein Pflegeheim übersiedeln. Für alleinlebende sowie im Pflegeheim lebende demenzkranke Menschen nehmen daher oft berufliche Pflegekräfte die Rolle der wichtigsten Bezugsperson ein. Nicht umsonst wird der Begriff »Bezugspflegekraft« vor allem im stationären Bereich immer populärer.

1.8.1 Belastungen

Auch Altenpflegekräfte, die sich der Versorgung von Menschen mit Demenz widmen, sind eine Risikogruppe für physische und psychische Erkrankungen in Folge von beruflichen Fehlbelastungen. Immer wieder lesen wir reißerische Artikel über den gravierenden Pflegenotstand in der Altenpflege. Und immer wieder wird mit dem anklagenden Finger auf die Pflegepersonen gezeigt. Aber wer fragt, wie es den Pflegenden geht? Wer sind sie eigentlich, diese Pflegenden der 4. Generation? Und welchen Belastungen sind sie tagtäglich ausgesetzt? Wer den Beruf des/der Altenpflegers/rin wählt, ist nahezu ausnahmslos hoch motiviert, Gutes zu tun. Kontakt zu anderen Menschen finden und ihnen helfen – das sind die Motive der Berufseinsteiger. Diese hohe soziale Arbeitsmotivation wird aber schnell enttäuscht, da der vorherrschende Personalmangel kaum Zeit lässt, die Pflege in gewünschter Weise durchzuführen. Ständiger Zeitdruck, geringe gesellschaftliche Anerkennung, Unsicherheit und Unzufriedenheit mit der eigenen Leistung aufgrund der schlechten Arbeitsbedingungen tragen dazu bei, dass die ursprünglich überdurchschnittliche Motivation innerhalb kürzester Zeit auf eine deutlich unterdurchschnittliche Motivation abfällt. Dies wiederum bedingt eine überdurchschnittlich hohe Berufsausstiegsquote von Altenpflegekräften. Jede vierte Altenpflegekraft reicht schon nach einem Jahr Berufsausübung die Kündigung ein.

Der Umgang mit zu pflegenden Menschen mit Demenz stellt hierbei eine besondere Belastung für die Altenpflegekräfte dar, was darüber hinaus weitere Belastungen wie Zeitdruck und Unsicherheit verschärft. Die Pflege eines Menschen mit Demenz kostet Zeit – deutlich mehr Zeit als die Pflege eines nicht demenzkranken Menschen. Hinzu kommt, dass der Umgang mit demenziell Erkrankten in der Altenpflegeausbildung oft noch zu kurz kommt. Das heißt, der Kontakt mit Menschen mit Demenz bedeutet für die Altenpflegekräfte auch, mit den eigenen Unsicherheiten umzugehen und an die eigenen Grenzen zu stoßen. Genau wie für die versorgenden Angehörigen stellen hierbei entgegen der öffentlichen Wahrnehmung nicht die Gedächtniseinbußen demenzkranker Menschen die Hauptproblematik dar. Die größten Belastungen für die Altenpfleger sind vielmehr die Schwierigkeiten in der Kommunikation und der Umgang mit herausfordernden Verhaltensweisen von Menschen mit Demenz (z. B. aggressives oder depressives Verhalten).

Besondere Belastung der Altenpflegekräfte

1.8.2 Glücksmomente

Glücksmomente genießen!

Die Pflege eines Menschen mit Demenz kann auch viele Glücksmomente mit sich bringen. Wer einmal im Speisesaal einer Demenzstation ein altes Volkslied angestimmt hat – vielleicht »Kein schöner Land« – und miterlebt hat, wie der Sitznachbar einstimmt, das Gegenüber aufwacht, den Kopf langsam hebt wie eine aufblühende Blume und sich im Takt glückselig wiegt, nach und nach das Lied immer mehr Mitsänger und -sängerinnen findet, bis es schließlich den ganzen Raum erfüllt wie ein ganzer Chor, der weiß, wie schön der Beruf des/r Altenpflegers/in sein kann. Solche Glücksmomente entlohnen für viele Anstrengungen und lassen viele Altenpfleger/innen trotz aller Belastungen und Herausforderungen in ihrem Beruf verweilen.

Wer pflegt, muss sich pflegen

Tiefgreifende Veränderungen in allen Lebensbereichen

Eine demenzielle Erkrankung betrifft nicht nur den erkrankten Menschen selbst, sondern in erheblichem Ausmaß auch die Angehörigen. Durch die Versorgung eines Menschen mit Demenz in der Familie erleben die versorgenden Angehörigen tief greifende Veränderungen in nahezu allen Lebensbereichen. Um diese Situation zu meistern, brauchen die Angehörigen viel Kraft. Nur wenn es dem versorgenden Angehörigen gut geht, kann er für seinen demenzkranken Angehörigen da sein. Ein versorgender Angehöriger, der eine unserer Angehörigengruppen besucht hat, hat einmal gesagt: »Das Schlimmste, was meiner Frau passieren kann, ist, dass ich krank werde.« Für versorgende Angehörige gilt, dass, wenn sie sich selbst etwas Gutes tun, das auch ihrem demenzkranken Angehörigen zu Gute kommt.

2.1 Unterstützungsangebote für versorgende Angehörige

Das zunehmende Wissen über die verschiedenartigen Belastungen versorgender Angehöriger von Menschen mit Demenz hat bewirkt, dass diese als »the hidden victims of Alzheimers disease« (die versteckten Opfer der Alzheimer Demenz) immer häufiger in Interventionsmaßnahmen einbezogen werden und in den letzten Jahren vielfältige Unterstützungsangebote geschaffen wurden. Einige wichtige Unterstützungsangebote sollen im Folgenden kurz vorgestellt werden.

2.1.1 Ambulante Pflegedienste

Ambulante Pflegedienste können entscheidend dazu beitragen, dass Menschen mit Demenz weiterhin in ihrem eigenen Zuhause leben können. Die häusliche Pflege kann Hilfen im Haushalt und auch Grundpflege, wie z. B. Körperpflege und Hilfe beim Essen, beinhalten. Die Kosten hierfür übernimmt vor allem die Pflegekasse. Wenn eine häusliche Krankenpflege (z. B. Verabreichen von Medikamenten, Versorgung von Wunden) durchgeführt werden soll, so muss hierfür eine ärztliche Verordnung eingeholt werden. Die Krankenkasse trägt in der Regel die Kosten hierfür, wobei gegebenenfalls eine Zuzahlung erforderlich ist.

2.1.2 Schulungsprogramme

Entlastung und Unterstützung für versorgende Angehörige

Aktuell durchgeführte und erfolgreich evaluierte Schulungsprogramme zur Unterstützung der Angehörigen demenzkranker Menschen sind z. B. die Programme »Hilfe beim Helfen« und »Tandem in der Familie«, in denen Angehörige spezifische Kompetenzen in der Versorgung demenzkranker Menschen erwerben.

■ **Hilfe beim Helfen**

Eine der wichtigsten Interventionen für versorgende Angehörige in Deutschland ist die Schulungsreihe »Hilfe beim Helfen«, die von der Deutschen Alzheimer Gesellschaft in Kooperation mit der Janssen-Cilag GmbH entwickelt wurde. Ziel war es, ein niederschwelliges, wohnortnahes und kostenneutrales Angebot für versorgende Angehörige zu konzipieren, in dem sie Entlastung und Unterstützung erhalten. Es wurden Unterlagen (Organisationshilfen, Seminartexte, Folien, Kopiervorlagen, didaktisches Material) erstellt, mit deren Hilfe erfahrene Referenten vor Ort ohne größeren Aufwand eine Schulung organisieren und durchführen können. In der Schulungsreihe werden Informationen zur Krankheit und zum Umgang mit Menschen mit Demenz vermittelt, gleichzeitig können persönliche Probleme im Alltag besprochen und sich mit anderen Betroffenen ausgetauscht werden. Durch den Austausch untereinander, aber auch mit Experten, soll die Lebensqualität sowohl der Angehörigen als auch der Menschen mit Demenz verbessert werden.

> **Lebensqualität für Angehörige und für Menschen mit Demenz**

Die Schulungsreihen besteht aus sieben Modulen, die folgende Oberthemen behandeln:

- Modul 1: Wissenswertes über Demenzerkrankungen, insbesondere die Alzheimer-Demenz
- Modul 2: Überblick über die drei Stadien der Alzheimer-Demenz, besonders im frühen Stadium
- Modul 3: Das mittlere Stadium der Alzheimer-Demenz
- Modul 4: Das späte Stadium der Alzheimer-Demenz
- Modul 5: Pflegeversicherung und Entlastungsangebote
- Modul 6: Rechtliche und ethische Fragestellungen
- Modul 7: Hilfe beim Helfen – Rückblick und Ausblick

Zu den Modulen können jeweils Referenten geladen werden, die aus verschiedensten Berufsgruppen kommen können (Psychologen, Ärzte, Krankenpfleger, Juristen, usw.).

■ **Tandem in der Familie**

Im Projekt »Tandem in der Familie« werden versorgende Angehörige von demenzkranken Menschen darin unterstützt, sich selbst in der Pflege nicht zu vergessen und für ausreichend Entlastung zu sorgen, um physischen und psychischen Erkrankungen vorzubeugen. Darüber hinaus werden die versorgenden Angehörigen im Umgang mit auftretenden herausfordernden Verhaltensweisen (z. B. Aggressivität, Depressivität, Apathie) von Menschen mit Demenz unterstützt. Im Mittelpunkt der Betrachtungen stehen jedoch die Vermittlung und die gemeinsame Erarbeitung von Kompetenzen, um die nachlassende Kommunikationsfähigkeit der demenzkranken Angehörigen auszugleichen.

> **Vorhandene Stärken fördern, Schwächen kompensieren**

Versorgende Angehörige lernen, wie sie die noch vorhandenen Stärken von Menschen mit Demenz gezielt fördern und wie sie diese nutzen können, um bereits vorhandene Schwächen zu kompensieren. Hierdurch werden Selbstwert und Selbstvertrauen der erkrankten Person aufrechterhalten. Ständige Misserfolgserlebnisse und die Konfrontation mit eigenen Schwächen und Unzulänglichkeiten führen dazu, dass viele Menschen mit Demenz sich nach und nach von ihrer Außenwelt isolieren. Durch die gezielte Nutzung der Stärken werden den erkrankten Personen Erfolgserlebnisse vermittelt, die neuen Mut geben, Kommunikationen und Tätigkeiten aufzunehmen. Dies steigert nicht nur das Wohlbefinden der Menschen mit Demenz, sondern trägt auch entscheidend zur Entlastung der versorgenden Angehörigen bei.

2.1.3 Selbsthilfegruppen

Selbsthilfegruppen sollen versorgenden Angehörigen ermöglichen, sich mit anderen Personen auszutauschen, die sich in einer ähnlichen Situation befinden. Hierbei kann zum einen über Sorgen und Ängste gesprochen werden, aber eine Selbsthilfegruppe bietet auch die Möglichkeit, sich gegenseitig zu unterstützen und zu beraten. Es gibt Gruppen, die von versorgenden Angehörigen selbst geleitet und organisiert werden, aber auch solche, die von einer Fachkraft geleitet oder begleitet werden. Üblich ist darüber hinaus, dass Selbsthilfegruppen sich Experten einladen, die zu einem bestimmten Thema referieren, das die Gruppe besonders interessiert.

2.1.4 Betreuungsgruppen

Zeit für versorgende Angehörige

Betreuungsgruppen zur Entlastung versorgender Angehöriger werden als niederschwelliges ambulantes Angebot von Alzheimer Gesellschaften sowie verschiedenen Wohlfahrtsverbänden angeboten. Hierbei können Menschen mit Demenz an ein bis zwei Tagen pro Woche für einige Stunden in Gruppen versorgt werden. Betreuungsgruppen beinhalten Aktivierungsangebote, die auf die Bedürfnisse der Kranken ausgerichtet sind. Die Versorgung wird in der Regel durch ehrenamtlich engagierte Menschen geleistet und durch eine Fachkraft begleitet. Ziel solcher Betreuungsgruppen ist es vor allem, dass die versorgenden Angehörigen Zeit für sich gewinnen und somit entlastet werden.

2.1.5 Ehrenamtliche Begleiter

In der Regel begleiten ehrenamtlich Engagierte einen Menschen mit Demenz eine bis mehrere Stunden in der Woche. Auch hierdurch sollen die Angehörigen Zeit für sich selbst gewinnen und entlastet werden. Die ehrenamtlichen Begleiter erledigen jedoch keine pflegerischen oder hauswirtschaftlichen Aufgaben, sondern übernehmen ausschließlich die soziale Begleitung. Wichtig ist, dass ehrenamtliche Begleiter demenzkranker Menschen regelmäßig geschult und fachlich begleitet werden.

2.1.6 Tagespflege

Die Tagespflege soll Menschen mit Demenz aktivieren und dient ebenso der Rehabilitation. Hierfür werden den erkrankten Menschen therapeutische und pflegerische Maßnahmen angeboten, sie werden in soziale Aktivitäten eingebunden und ihr Tagesablauf wird strukturiert. Gewöhnlich verfügen die Einrichtungen über einen Fahrdienst, der die Menschen mit Demenz morgens zuhause abholt und nachmittags wieder nach Hause fährt. Die Dauer des Aufenthalts in der Tagespflege bestimmen der erkrankte Mensch und seine Angehörigen, wobei mindestens zwei Tage wöchentlich empfohlen werden, damit sich die Menschen mit Demenz auch eingewöhnen können. Der Aufenthalt kann entweder durch Leistungen der Pflegeversicherung, des Sozialamtes oder durch Eigenbeteiligung bezahlt werden.

Aktivierung und Rehabilitation von Menschen mit Demenz

2.1.7 Kurzzeit- und Verhinderungspflege

Die Kurzzeitpflege ist eine Leistung der Pflegeversicherung und wird von stationären Pflegeeinrichtungen angeboten, die mit den Pflegekassen einen Versorgungsvertrag abgeschlossen haben. Erkrankte Menschen können hier an bis zu 28 Tagen im Jahr aufgenommen werden, so dass die versorgenden Angehörigen beispielsweise einen Erholungsurlaub in Anspruch nehmen können. Die Kurzzeitpflegeeinrichtungen übernehmen in dieser Zeit die komplette Versorgung des erkrankten Menschen. Die Kosten hierfür können zumindest teilweise bei der Pflegekasse beantragt werden.

Auch die Verhinderungspflege kann für bis zu 28 Tage im Jahr über die Pflegekasse beantragt werden. Hierbei ist es möglich, die erkrankte Person z. B. durch einen Pflegedienst oder eine nahe stehende Person zu Hause versorgen zu lassen, wenn der hauptsächlich versorgende Angehörige verhindert ist.

2.1.8 Betreuter Urlaub mit demenzkranken Menschen

In den letzten Jahren wurden vermehrt Urlaubsangebote geschaffen, die an die Bedürfnisse von Menschen mit Demenz und ihren Angehörigen angepasst sind. Umfassende Informationen hierzu bietet die Alzheimer Gesellschaft e. V. (▶ Hilfreiche Adressen).

Urlaub für Menschen mit Demenz

2.2   Tipps für den Alltag

2.2.1   Unterstützung organisieren

Möglichst mehrere Personen in die Pflege einbinden!

Das Leben mit einem demenzkranken Menschen braucht viel Kraft. Versorgende Angehörige sollten schon früh versuchen, Unterstützung zu organisieren. Wichtige Unterstützung hierbei liefert zum Beispiel die Alzheimer Gesellschaft e. V., die in der Regel auch Informationen zu Unterstützungsangeboten in der näheren Umgebung liefern kann (▶ Hilfreiche Adressen). Das Organisieren von Hilfe braucht am Anfang Zeit, zahlt sich aber langfristig aus. Versorgende Angehörige gewinnen dadurch langfristig Zeit für sich selbst und zusätzlich sind sie weniger isoliert.

Unterstützung heißt auch, dass – wenn es nur irgend möglich ist – schon früh mehrere Personen in die Versorgung eingebunden werden sollten. Wenn sich die Verantwortung auf mehrere Schultern verteilt, ist die Situation weniger aufreibend für die versorgenden Angehörigen. Mehrere Schultern kann heißen, dass sich nicht nur der Ehepartner, sondern auch die Kinder und vielleicht die Enkelkinder, einbringen. Es kann auch heißen, dass die Nachbarn und Freunde aktiv werden, eine ehrenamtliche Begleitung oder ein professioneller Pflegedienst engagiert wird. Es ist gar nicht so leicht, andere um Hilfe zu fragen und Unterstützung zuzulassen. Viele versorgende Angehörige – vor allem pflegende Ehefrauen – fühlen sich verpflichtet, die Pflege allein zu übernehmen. Manchmal sind die Kinder und Enkelkinder aber auch erleichtert, wenn sie helfen können, und manchmal sind Nachbarn und Freunde auch dankbar für das Vertrauen, dass ihnen mit der Bitte um Hilfe entgegen gebracht wird. Die Angst und Scham, um Unterstützung zu bitten, kann häufig trotz größter Belastung nicht überwunden werden. Ein versorgender Angehöriger, der um Hilfe bittet, der sich helfen lässt und eventuell auch Hilfe einfordert, beweist großen Mut, der in der Regel mit kleinen oder großen Entlastungen belohnt wird.

2.2.2   Nicht versuchen, alles alleine zu schaffen

Wenn Probleme oder Aufgaben auftreten, neigen viele versorgende Angehörige dazu, zu denken, dass sie »das Bisschen« jetzt auch noch schaffen. Bei dem nächsten Problem oder der nächsten Aufgabe kommt dann wieder der gleiche Gedanke. Versorgende Angehörige brauchen aber auch Zeit für sich, um die Kraft zu behalten, Zeit für den Menschen mit Demenz aufzubringen. Häufig haben versorgende Angehörige an sich selbst die allergrößten Ansprüche. Manchmal hilft es, einmal bei einer guten Freundin oder den eigenen Kindern nachzufragen, ob sie auch meinen, dass man alles alleine schaffen muss.

2.2.3 Nicht zu hilfsbereit sein

Oft ist man versucht, einem Menschen mit Demenz möglichst viel abzunehmen, um ihn zu entlasten. Aber sowohl versorgende Angehörige als auch beruflich Pflegende sollten versuchen, dem erkrankten Menschen nicht zu viel abzunehmen. Alles, was er selbst machen kann, sollte er tun. Einerseits kann das weniger Arbeit für die Pflegenden bedeuten, andererseits merkt der erkrankte Mensch, was er noch alles kann. Das ist für sein Selbstwertgefühl wichtig. Wenn Sie merken, dass Sie ungeduldig werden, gehen Sie eher aus dem Zimmer, bevor Sie die Arbeit abnehmen.

2.2.4 Klarheit in den Gefühlen

Versorgenden Angehörigen kann es helfen, sich regelmäßig Klarheit über die eigenen Gefühle zu verschaffen. Hierfür sollte man sich Zeit nehmen. Auch die negativen Gefühle, wie Wut, Schuld oder Scham, sind wichtig. Diese Gefühle sind normal, wenn man einen erkrankten Angehörigen versorgt. Fast jeder versorgende Angehörige hat früher oder später solche Gefühle. Es ist wichtig, sich nicht selbst für diese Gefühle zu verurteilen. Gefühle sind nie an sich richtig oder falsch. Es ist nur gefährlich, diese Gefühle aufzustauen. Wenn man sich die Gefühle bewusst macht und sich eingesteht, haben sie bereits weniger Macht. Hierfür ist es hilfreich, mit Menschen, denen man vertraut, über die eigene Situation zu sprechen. Häufig helfen vor allem Gespräche mit Menschen, die in der gleichen Situation sind und die Situation deshalb gut verstehen, z. B. in Selbsthilfegruppen, wie sie inzwischen in den meisten deutschen Städten angeboten werden (▶ Literaturempfehlungen). Auch hierüber kann die Alzheimer Gesellschaft e. V. (▶ Hilfreiche Adressen) informieren.

> Versorgende Angehörige brauchen Zeit für ihre Gefühle.

2.2.5 Sich »Fehler« zugestehen

Sowohl für versorgende Angehörige als auch für beruflich Pflegende ist es wichtig, sich Fehler zuzugestehen. Verlangen Sie nicht von sich, perfekt zu sein. Jeder Mensch macht Fehler und gerade in aufreibenden, herausfordernden und anstrengenden Situationen ist es niemandem möglich, sich immer passend zu verhalten. Häufig kann man auch erst im Nachhinein sagen, dass eine Verhaltensweise günstig oder ungünstig war.

2.2.6 Eigene Interessen nicht immer hinten anstellen

Die eigenen Interessen nicht immer hinten anzustellen, ist leichter gesagt als getan. Vielleicht hilft der Gedanke, dass, wenn Sie sich etwas Gutes tun, das auch dem versorgten Menschen mit Demenz zu Gute kommt. Denn Menschen mit Demenz haben sehr feine Antennen für die Gefühle ihrer Mitmenschen und können deren gute Laune auch mit genießen.

2.2.7 Nicht in Isolation geraten

Nicht nur den kranken Angehörigen, sondern auch frühere Kontakte pflegen!

Häufig bleibt versorgenden Angehörigen weniger Zeit für soziale Kontakte, als es vor der Krankheit der Fall war. Zum Teil ziehen sich auch Freunde zurück, wenn sie nicht wissen, wie sie mit der neuen Situation umgehen sollen. Es ist wichtig, Kontakte aufrechtzuerhalten. Umso schwieriger die Situation ist, desto wichtiger werden Freunde und Verwandte, die die versorgenden Angehörigen unterstützen, und sei es nur durch Zuhören. Gerade auch Kontakte zu anderen, die in einer ähnlichen Situation sind, können hilfreich sein, da sie Ihre Situation gut verstehen.

2.2.8 Verwandte und Freunde informieren

Es ist oft sehr hilfreich und erleichternd, wenn versorgende Angehörige ihre Verwandten und Freunde über Demenz und darüber, wie diese Krankheit einen Menschen verändern kann, informieren. Hierdurch können die Verwandten und Freunde den versorgenden Angehörigen besser verstehen und unterstützen. Es ist natürlich wichtig auszuwählen, wem man sich in welchem Ausmaß anvertraut.

2.2.9 Positive Erlebnisse vor Augen führen

Eine Kraftquelle für viele versorgende Angehörige sind positive Erlebnisse aus der Vergangenheit und der Gegenwart mit dem demenzkranken Menschen. Wenn man sich immer wieder die schönen Erlebnisse mit dem erkrankten Angehörigen vor Augen führt, kann das Kraft spenden.

2.2.10 Austausch

Selbsthilfegruppen oder Seminare für versorgende Angehörige

Sich mit anderen austauschen, hören, wie andere mit der Erkrankung und den zugehörigen Herausforderungen umgehen, welche Herangehensweisen für andere hilfreich sind, wie sie bestimmte Schwierigkeiten meistern und wie andere für sich selbst sorgen – voneinander lernen, füreinander da sein, das tut nicht nur versorgenden Angehörigen, sondern auch beruflich Pflegenden gut. Für versorgende Angehörige gibt es hierfür inzwischen in fast jeder Stadt Angebote wie Selbsthilfegruppen oder Seminare für Angehörige. Solche Seminare werden meist unter der Bezeichnung »für pflegende Angehörige« angeboten, richten sich aber auch an Personen, die einen demenziell erkrankten Angehörigen haben, der noch keine Pflege benötigt. Die Gruppenangebote können also durchaus auch von Leuten in Anspruch genommen werden, deren Angehöriger an einer leichten Demenz leidet. Oft werden Angehörigenseminare erst wahrgenommen, wenn die Demenz bereits weit fortgeschritten ist. »Das hätte ich mal früher wissen müssen!«, ist eine häufige Reaktion. Also lassen Sie sich nicht von dem Begriff »pflegende Angehörige« irritieren und nehmen Sie die Angebote in Ihrer Region wahr.

Auch für beruflich Pflegende werden zunehmend, aber immer noch viel zu selten, Möglichkeiten geschaffen, sich untereinander auszutauschen. Populäre Konzepte hierfür sind zum Beispiel die Supervision und die Kollegiale Beratung. Bei der Supervision wird eine Person von außerhalb (z. B. ein Psychologe mit Supervisionsausbildung) engagiert, der in der Regel monatlich den Austausch in einem Pflegeteam anleitet und moderiert. In der kollegialen Beratung wird der Austausch von der Gruppe selbst moderiert, wobei die Rolle des Moderators je nach Sitzung und Thema von einem anderen Mitarbeiter ausgefüllt werden kann. Regelmäßiger, strukturierter, unterstützender und lösungsorientierter Austausch kann beruflich Pflegende deutlich entlasten und dem sogenannten Burnout (einem Ausbrennen in Folge von beruflichen Fehlbelastungen) vorbeugen. Eine Investition in solche präventiven Maßnahmen bedeutet kurzfristig zwar Zeitaufwand für die Pflegekräfte und Geldaufwand für die Arbeitgeber, langfristig kann aber Zeit und Geld gespart werden, da durch solche Angebote beispielsweise auch krankheitsbedingte Fehlzeiten der Pflegenden reduziert werden können.

Supervision und Kollegiale Beratung für beruflich Pflegende

Was ist Kommunikation?

> **Kommunikation**
>
> Kommunikation ist der Austausch von Mitteilungen zwischen
> Individuen. Hierzu gehört, dass ein sogenannter Sender ganz
> gezielt Informationen an einen sogenannten Empfänger weiter-
> gibt. Sender und Empfänger wechseln im Verlauf einer Kommuni-
> kation ständig ihre Rollen – der Sender wird zum Empfänger und
> der Empfänger wird zum Sender.

3.1   Verbale und nonverbale Kommunikation

**Jede Handlung und
jede Nicht-Handlung ist
Kommunikation.**

Kommunikation besteht nicht nur aus Worten, Kommunikation
steckt in jeder kleinen Bewegung, Handlung oder auch Nicht-Handlung. »Man kann nicht nicht kommunizieren!«, sagt Paul Watzlawick
und bringt damit zum Ausdruck, dass auch ein »Sich-Wegdrehen«
oder ein »Nicht-Antworten« eine Information transportiert. Die Mitteilung des Senders an den Empfänger könnte heißen: »Ich will nicht
mit Ihnen reden.« Der Sender bietet zwar keine Worte dar. Er kommuniziert nicht verbal. Aber er kommuniziert mit seiner Körpersprache, seiner Gestik, seiner Mimik, seinen Handlungen. Er kommuniziert nonverbal.

3.2   Vier Schritte der Kommunikation

**Kommunikation in vier
Schritten:**

Stark vereinfacht läuft eine Kommunikation in vier Schritten ab
(◉ Abb. 3.1) :
1. Darbietung: Ein Sender bietet eine Information dar
2. Aufmerksamkeit: Ein Empfänger richtet seine Aufmerksamkeit
   auf den Sender und die gegebene Information
3. Verstehen: Der Empfänger versteht die Information
4. Behalten: Der Empfänger behält die Information

Nur wenn der Empfänger die Information mit Aufmerksamkeit be-
dacht, verstanden und behalten hat, kann er die Kommunikation umdrehen, eine Antwort darbieten und somit selbst zum Sender werden.
Die Antwort ist für uns das Zeichen, dass die Kommunikation geglückt ist.

3.2.1   Schritt 1: Darbietung einer Information

**1. Darbieten von verbaler oder
nonverbaler Information durch
den Sender**

Der erste Schritt einer Kommunikation ist die Darbietung einer
Information durch den Sender. Diese Information kann nonverbal
dargeboten werden, z. B. ein Nicken zum Gruß oder ein Winken
zum Abschied. Sie kann aber auch verbal dargeboten werden, wie

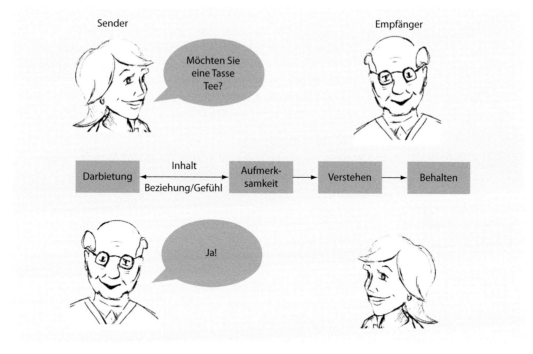

◘ Abb. 3.1 TANDEM Kommunikationsmodell

in ◘ Abb. 3.1 die Frage: »Möchten Sie eine Tasse Tee?« Jede dargebotene Information hat einen Inhalts- und einen Beziehungsaspekt. Wenn wir nur die Worte lesen, können wir rein den Inhaltsaspekt, also das »Was« der Information, verstehen. Wir verstehen die reine Frage: »Möchten Sie eine Tasse Tee?« Der Inhaltsaspekt wird aber bestimmt vom Beziehungsaspekt, also vom »Wie« der Information: Wie möchte der Sender seine Information vom Empfänger verstanden haben und wie sieht er seine Beziehung zum Sender? Wie lautet die Botschaft zwischen den Zeilen? Stellen Sie sich vor, die Senderin der Information ist die Altenpflegerin Frau Laune, der Empfänger ist Herr Durstig. Frau Laune tritt zu Herrn Durstig, legt ihre Hand auf seine Hand, lächelt ihn an und fragt mit sanfter, ruhiger Stimme: »Möchten Sie eine Tasse Tee?«

Auf der Beziehungsebene sendet sie mit diesem Verhalten die Beziehungsbotschaft: »Lieber Herr Durstig, ich mag Sie gerne und möchte Ihnen etwas Gutes tun. Ich würde Ihnen gerne eine Tasse Tee bringen. Sagen Sie doch bitte ja.« An einem anderen Tag ist Frau Laune in Hetze, den ganzen Tag ist alles schief gelaufen und sie rennt ihrer Zeit hinterher. Sie stürzt an Herrn Durstig vorbei, der schon seit einer Stunde ruft, dass er etwas trinken möchte, und brüllt ihm im Vorbeirennen mit lauter, wütender und genervter Stimme zu: »Möchten Sie eine Tasse Tee?« Mit diesem Verhalten sendet sie die Beziehungsbotschaft: »Herr Durstig, Sie nerven mich gerade maßlos. Ich habe überhaupt keine Lust und Zeit, mich um Sie zu kümmern, geschweige denn, Ihnen Tee zu bringen. Sagen Sie also bloß nicht ja!«.

Der Inhaltsaspekt und die reinen Worte der Information sind in beiden Situationen exakt identisch. Rein der Beziehungsaspekt unterscheidet sich und verdreht die dargebotene Information ins komplette Gegenteil. Der Beziehungsaspekt bestimmt demnach, wie der Inhaltsaspekt zu interpretieren ist.

3.2.2   Schritt 2: Aufmerksamkeit auf Sender und Information

2. Aufmerksamkeit für die dargebotene Information

Ist die Information vom Sender dargeboten worden, so muss der Empfänger seine Aufmerksamkeit auf den Sender und die gegebene Information richten. Gilt die Aufmerksamkeit des Empfängers zum Beispiel dem Fernseher, so wird er gar nicht merken, dass ihm eine Information dargeboten wird oder dass jemand mit ihm spricht. Stellen Sie sich vor, es läuft das Endspiel der Fußball-Weltmeisterschaft. Die letzten fünf Minuten haben begonnen, es steht 1:1 und alle schauen gebannt auf den Fernseher. Versuchen Sie einmal, in solch einer Situation jemanden zu fragen, ob er etwas trinken möchte. Es wird sich hinterher niemand mehr daran erinnern können, dass Sie diese Frage gestellt haben.

Es gibt verschiedene Arten von Aufmerksamkeitsleistungen, die ein Mensch erbringen kann. Zum einen gibt es die selektive Aufmerksamkeit. Sie beschreibt die Fähigkeit, sich auf die wichtigen, relevanten Informationen zu konzentrieren und nicht durch unwichtige, irrelevante Reize ablenken zu lassen. Beispielsweise ermöglicht die selektive Aufmerksamkeit einem Menschen auf einem großen Volksfest, seine Aufmerksamkeit nur auf das zu richten, was sein Gegenüber sagt, obwohl eine Unmenge an anderen Geräuschen, Düften, Eindrücken und weiteren irrelevanten Reizen auf ihn einströmt.

Eine weitere Aufmerksamkeitsleistung ist die Daueraufmerksamkeit. Hierunter versteht man die Fähigkeit, die Aufmerksamkeit bewusst und willentlich über längere Zeit aufrechtzuerhalten und dabei auf eine bestimmte Aufgabe zu richten. Eine dritte Aufmerksamkeitsleistung ist die geteilte Aufmerksamkeit. Hierunter versteht man die Fähigkeit, die Aufmerksamkeit auf mehrere Dinge gleichzeitig zu richten. Gesunde Menschen verteilen in ihrem Alltag ständig ihre Aufmerksamkeit, ohne es zu merken. Beispielsweise reden wir beim spazieren gehen, achten dabei noch auf den Weg, den Straßenverkehr, denken über das Gespräch nach. Völlig selbstverständlich richten wir unsere Aufmerksamkeit auf eine Vielzahl von Dingen gleichzeitig – und ganz beiläufig blenden wir alle Informationen aus, die wir nicht benötigen, etwa die vorbeifahrenden Autos, ein laufendes Radio, das Gespräch anderer vorbeilaufender Personen.

Alle drei Aufmerksamkeitsleistungen tragen dazu bei, dass aus einer Fülle von Reizen nur ein Teil ausgewählt wird. Hierdurch kann einer Reizüberflutung vorgebeugt werden. Dies bedeutet aber auch, dass eine Information nur dann aufgenommen wird, wenn die Aufmerksamkeit auf sie gerichtet ist. Nur wenn die Aufmerksamkeit des Empfängers auch tatsächlich auf den Sender und die dargebotene Information gerichtet ist, hat er eine Chance, die Information zu verstehen.

3.2.3 Schritt 3: Verstehen der Information

Das Verstehen der Information ist der dritte Schritt der Kommunikation. In unserem Beispiel muss der Empfänger also verstehen, dass er mit der Frage: »Möchten Sie eine Tasse Tee?«, gemeint ist, er muss verstehen, was Tee ist und ob er Tee möchte. Stellen Sie sich vor, der Sender nuschelt, spricht sehr leise oder gar eine fremde Sprache, der Empfänger wird die dargebotene Information nicht verstehen können. Hinzu kommt, dass die übermittelte Information vom Empfänger anders aufgenommen werden kann, als es vom Sender beabsichtigt wurde, da sie vom Empfänger je nach dessen Erfahrungen, Einstellungen, Motiven und Interessen sowie Intelligenz ergänzt und strukturiert wird. Dieselbe Nachricht kann daher von zwei Menschen völlig unterschiedlich interpretiert und verstanden werden. Nur wenn der Empfänger die Information – wie auch immer – verstanden hat, kann er sie auch behalten.

3. Verstehen der dargebotenen Information

3.2.4 Schritt 4: Behalten der Information

Das Behalten der verstandenen Information ist der letzte Schritt der Kommunikation. Nur wenn die Information behalten wurde, kann der Empfänger der Information die Kommunikation umdrehen und selbst zum Sender werden, um eine Antwort zu geben – entweder nonverbal, in dem er zum Beispiel mit dem Kopf nickt, oder verbal, indem er vielleicht »Ja!« sagt. Die Antwort wertet der Sender in der Regel als Zeichen dafür, dass die Kommunikation geglückt ist.

Beim vierten Schritt der Kommunikation geht es sowohl um das kurzfristige Behalten innerhalb der Kommunikation als auch um das langfristige Behalten der Nachricht über die Kommunikation hinaus. Das kurzfristige Behalten ist beispielsweise gefragt, wenn man folgende Frage beantworten möchte: »Wollen Sie grünen Tee, schwarzen Tee oder Kamillentee oder vielleicht lieber Pfefferminztee oder Früchtetee?« Um diese Frage beantworten zu können, muss der Empfänger dazu in der Lage sein, die gegebenen Informationen (Teesorten) kurzfristig zu behalten. Kann er dies nicht, so wird er die Frage nicht beantworten können: die Kommunikation scheitert.

4. Behalten: Voraussetzung, damit der Empfänger zum Sender werden kann

Langfristiges Behalten wird beispielsweise erforderlich, wenn der Empfänger die Information erhält: »Sie haben am Montag in einer Woche um 15 Uhr einen Arzttermin bei Dr. Müller.« Diese Nachricht muss über die Kommunikation hinaus behalten werden. In diesem Sinne kann die Kommunikation also noch scheitern, nachdem sie bereits beendet wurde.

Ist Kommunikation bei Demenz anders?

Schwierigkeiten bei Demenz: Worte finden, verstehen, behalten

Die vier Schritte der Kommunikation scheinen für gesunde Menschen völlig selbstverständlich und kinderleicht zu sein. Schon in der Schule wurden uns Informationen vom Lehrer dargeboten, wir haben (mehr oder weniger) unsere Aufmerksamkeit auf ihn gerichtet, haben die gegebenen Informationen (manchmal) verstanden und zumindest kurzfristig behalten, um die Kommunikation umzudrehen und eine Rückmeldung zu den dargebotenen Informationen zu geben: entweder nonverbal mit einem bestätigenden Kopfnicken, Blickkontakt oder vielleicht auch einem gelangweilten Blick zum Fenster; oder auch verbal, indem wir mündlich etwas zum Unterricht beigetragen haben. Menschen mit Demenz fallen die vier Schritte der Kommunikation aber zunehmend schwer. Mit fortschreitender Demenz ergeben sich Schwierigkeiten bei allen vier Schritten der Kommunikation.

Um nur einige Beispiele anzuführen: Schon zu Beginn einer Demenz ist die Darbietung durch auftauchende Wortfindungsstörungen beeinträchtigt, die Aufmerksamkeit kann nicht mehr gut verteilt werden, komplexe Sätze werden nicht mehr verstanden und das kurzzeitige Behalten, das für die Kommunikation so wichtig ist, bereitet immer mehr Schwierigkeiten.

■ **Stärken, die bleiben**

Menschen mit Demenz haben ihre Stärken auf der nonverbalen und der Beziehungsebene.

Aber bei allen vier Schritten bleiben auch Stärken erhalten! Die Stärken liegen vor allem auf der nonverbalen Ebene und auf der Beziehungsebene. Menschen mit Demenz behalten bis ins späte Stadium die Fähigkeit zum nonverbalen Senden und Empfangen von Informationen insbesondere auf der Beziehungsebene. Vielleicht versteht die schwer demenzkranke Frau Stumm nicht mehr die Worte: »Ich habe dich lieb«, aber sie wird verstehen, was ich sage, wenn ich den Worten mit meiner Körpersprache, meiner Mimik und mit meinem Tonfall zusätzlich Ausdruck verleihe. Sie wird ebenso verstehen, wenn ich es nicht ernst meine und zum Beispiel gereizt und wütend sage: »Was willst du denn? Warum schreist du denn? Ich habe dich doch lieb.« Können die Worte nicht mehr verstanden werden, sondern lediglich der Beziehungsaspekt, so wird in diesem Fall bei der demenzkranken Frau Stumm bloß ankommen: »Sei still! Ich bin wütend!«. Liebe Worte können im späten Stadium der Demenz oft nur noch verstanden werden, wenn sie auch in liebevollem Tonfall vermittelt werden. Demenzkranke Menschen haben sehr feine Antennen für die Beziehungsebene, für das, was zwischen den Zeilen steht. Ein Mensch mit Demenz lässt sich kaum von Worten täuschen, er ist darauf angewiesen, zwischen den Zeilen zu lesen, versteht daher auch unterschwellige Stimmungen und Verstimmungen. In dieser Beziehung sind Demenzkranke den gesunden Menschen durchaus überlegen. Diese und weitere kommunikative Stärken von Menschen mit Demenz können gezielt genutzt werden, um die im Krankheitsverlauf auftretenden Schwächen zu umgehen, Misserfolgserlebnisse und Rückzug zu vermeiden, Erfolgserlebnisse zu schaffen und Mut zu machen, um so die Kommunikation mit demenzkranken Menschen aufrecht zu erhalten.

4.1   Einzigartigkeit

> Kennt man einen Menschen mit Demenz, kennt man EINEN Menschen mit Demenz.

Demenz ist kein einheitliches Krankheitsbild. Abgesehen von den unterschiedlichen Formen der Demenz, unterscheiden sich Verlauf und Symptomatik bei jedem demenzkranken Menschen erheblich. Dies soll nicht bedeuten, dass man die Gemeinsamkeit, die durch die Erkrankung entsteht, übersieht. Es heißt aber, dass man keine allgemeingültigen Aussagen für alle Menschen mit Demenz aufstellen kann.

Jeder Mensch – ob mit oder ohne Demenz – ist einzigartig!

> Jede Betreuungssituation ist einzigartig.

Abgesehen von der Einzigartigkeit des Menschen mit Demenz spielen unter anderem das Wissen und der Umgang mit der Krankheit der Pflegenden, die bisherige und die aktuelle Beziehung zwischen dem Pflegenden und dem Pflegebedürftigen und das Vorhandensein anderer Personen zur Unterstützung eine wichtige Rolle. Diese und andere Einflüsse verändern die Betreuungssituation, sodass sehr unterschiedliche Situationen trotz der gleichen Diagnose Demenz entstehen.

4.1.1   Einzigartige Stärken und Schwächen

Jeder Mensch mit Demenz hat andere Stärken und Schwächen. Und im Verlauf der Erkrankung kommt es zudem zu ständigen Veränderungen. Es gibt aber bestimmte Stärken und Schwächen, die häufig bei Demenz auftreten. Die Stärken und Schwächen, die in den folgenden Abschnitten vorgestellt werden sollen, wird man nie in genau der gleichen Art und Zusammensetzung bei zwei verschiedenen Menschen mit Demenz vorfinden. Man kann also nicht blind sagen: »Ach ja, Herr Muster hat eine Demenz, das heißt, er kann das und das nicht, dann muss ich das ja gar nicht mehr probieren.« Oder: »Das und das ist eine Stärke von Menschen mit Demenz, das muss Herr Muster also auch können.« Man kann die häufig bei Demenz auftretenden Stärken und Schwächen aber als Leitfaden nutzen. Anhand dieses Leitfadens lassen sich zunächst Vermutungen aufstellen, welche Stärken und Schwächen ein Mensch mit Demenz aufweisen könnte, und diese Vermutungen kann man dann im individuellen Fall bei einem einzigartigen demenziell Erkrankten durch genaues Beobachten überprüfen.

Jeder Krankheitsverlauf ist individuell unterschiedlich.

4.1.2   Einzigartige Herangehensweisen und Kommunikationswege

Jeder Mensch mit Demenz hat seine eigene Art und Weise, mit der Erkrankung umzugehen und reagiert anders auf unser Verhalten. Und je nach Tagesform, Tageszeit und Umgebungsbedingungen kann das Verhalten eines demenzkranken Menschen auch stark variieren. Eine Herangehensweise, die das eine Mal hilfreich ist, kann beim nächsten Mal versagen. Vielleicht tut es Herrn Muster morgens noch gut, wenn Sie ihm beim Frühstück ein Lied vorsingen und er genießt zufrieden die Kombination von Essen und Musik. Beim Abendessen ist er aber vielleicht mit einem Lied überfordert, weil der Tag so anstrengend war, dass er die Beschallung mehr als zusätzliche, störende Aufgabe erlebt, die ihn von seinem Essen ablenkt und in seiner Aufmerksamkeit und Konzentration stört. Vielleicht macht ihn das Singen nun nervös und wütend, vielleicht resigniert er, sinkt in sich zusammen. Weil er den beiden Aufgaben (Aufgabe 1: einem Lied zuhören und Aufgabe 2: Essen) nicht gewachsen ist, wenn sie gleichzeitig von ihm gefordert werden.

❯ Es gibt keine »Rezepte« zur Kommunikation mit demenzkranken Menschen.

Die Versorgung und die Kommunikation müssen individuell angepasst werden.

Es gibt aber verschiedene Herangehensweisen und Kommunikationswege, die häufig hilfreich sind, und auf die wir zurückgreifen können. Jeder versorgende Angehörige und jeder Altenpfleger kennt solche Herangehensweisen und setzt sie täglich in seinem Pflegealltag um. Wichtig dabei ist, dass wir genau beobachten, dass wir aufmerksam sind und darauf achten, welche der uns bekannten Kommunikationswege in der jeweiligen Situation für die Kommunikation mit dem einen einzigartigen Menschen mit Demenz hilfreich ist – hilfreich für den erkrankten Menschen genau wie für seine Kommunikationspartner.

Wir können uns also ein Verhaltensrepertoire aneignen, auf das wir immer wieder zurückgreifen können. Wir packen uns sozusagen einen Koffer mit Herangehensweisen und Kommunikationswegen. In bestimmten Situationen ziehen wir eine dieser Herangehensweisen aus dem Koffer. Wenn uns diese nicht hilft, dann packen wir sie wieder ein und ziehen eine andere heraus. Im Versuch-und-Irrtum-Prinzip können wir verschiedene Herangehensweisen aus unserem Koffer herausziehen – und wieder zurücklegen – und neue herausziehen. Im individuellen Kontakt mit den versorgten Menschen mit Demenz finden wir nach und nach heraus, welche Kommunikationswege im individuellen Fall häufig hilfreich sind und welche nicht, und gewinnen so eine Sicherheit in unserem Verhalten.

❯ Der versorgende Angehörige ist Experte für seinen an Demenz erkrankten Angehörigen.

Niemand kennt einen Menschen mit Demenz besser als sein versorgender Angehöriger. Dieser stellt die entscheidende Stütze im Leben des erkrankten Menschen dar, der zunehmend den Bezug zur Umwelt verliert. Der Angehörige verbringt die meiste Zeit mit ihm und kennt dadurch am besten seine Gewohnheiten und Reaktionen bei Stress, Angst oder Freude. Für berufliche Pflegekräfte heißt das, dass, wenn ein Mensch mit Demenz das Glück hat, von einem Angehörigen versorgt oder gepflegt zu werden, dieser Angehörige die wichtigste Quelle für biografische Informationen ist – die wichtigste Quelle, um zu erfahren, was dem erkrankten Menschen in seinem Leben wichtig und bedeutsam war.

Aber nicht jeder Mensch mit Demenz hat das Glück, einen versorgenden oder pflegenden Angehörigen zu haben. Für alleinlebende sowie im Pflegeheim lebende Menschen mit Demenz nehmen daher oft berufliche Pflegekräfte die Rolle der wichtigsten Bezugsperson ein, und hier ändert sich der Leitsatz häufig in:

> ❯ Die Bezugspflegekraft ist der Experte für den gepflegten Menschen mit Demenz.

Die Bezugspflegekraft, die einen Menschen mit Demenz – vielleicht im Pflegeheim – fast täglich erlebt, weiß, was diesem Menschen gut tut. Sie weiß, wo seine aktuellen Lieblingsplätze sind, welche Hilfen er beim Essen oder Waschen benötigt, wann er müde wird, wen er mag oder auch nicht mag. Viele aktuelle Informationen kann ein Angehöriger, der im Pflegeheim in der Regel nicht mehr im täglichen Kontakt mit dem Menschen mit Demenz steht, gar nicht wissen. Er ist daher auf die Informationen der Pflegekräfte angewiesen. Aber die Bezugspflegekraft, so innig die Beziehung zum versorgten Menschen mit Demenz auch sein mag, wird nie dieselben biografischen Informationen, dasselbe Wissen über das Leben und die Vergangenheit des erkrankten Menschen haben wie ein Angehöriger, der meist einen Großteil dieses Lebens miterlebt und mitgelebt hat. Wenn Angehörige und berufliche Pflegekräfte zusammen einen Menschen mit Demenz versorgen, sind sie demnach füreinander sehr wichtige, unverzichtbare Informationsquellen. Damit Menschen mit Demenz sich wohl fühlen können und die Versorgung optimal an ihre Bedürfnisse angepasst werden kann, ist es daher unbedingt notwendig, dass Angehörige und beruflich Pflegende sich austauschen und zusammen arbeiten.

4.2 Mensch mit Demenz als Sender von Informationen

Menschen mit Demenz, die stetig nur mit ihren Schwächen konfrontiert und in der Kommunikation immer wieder überfordert werden, gleiten nach und nach ab in eine Isolation von der Außenwelt. Sie ver-

Der versorgende Angehörige ist Experte!

Die Bezugspflegekraft ist Experte!

Verhindern, dass sich der Mensch mit Demenz aufgrund seiner Erkrankung isoliert fühlt

◘ Tab. 4.1 Stärken und Schwächen von Menschen mit Demenz in der Darbietung von Informationen

Stärken	Schwächen
Berichte von alten Erlebnissen	Berichte von neueren Erlebnissen
Berichte von bedeutsamen Lebensthemen	
Berichte von aufwühlenden Erlebnissen	

stummen. Menschen mit Demenz können nichts an ihren Kommunikationsschwächen ändern, da diese krankheitsbedingt sind. Aber wir, die Personen in der Umgebung der erkrankten Menschen, können unser Verhalten so ändern, dass es der betroffenen Person hilft. Wir können versuchen, durch unser Verhalten die Kommunikation mit demenzkranken Menschen aufrecht zu erhalten, in dem wir gezielt die noch vorhandenen Stärken nutzen, um Schwächen zu umgehen; indem wir vorhandene Stärken wertschätzen und fördern; indem wir Wege finden, die Kommunikation mit Menschen mit Demenz aufrecht zu erhalten. Und zwar zum einen ausgehend vom Menschen mit Demenz als Sender: Der erkrankten Person kann die Darbietung erleichtert werden. Und zum anderen ausgehend vom Menschen mit Demenz als Empfänger: Durch unsere Art der Darbietung kann der erkrankten Person die Aufmerksamkeit auf die gesendeten Informationen und das Verstehen und Behalten dieser Informationen ermöglicht werden. Hierbei spielen sowohl die verbale wie auch die nonverbale Kommunikation eine Rolle. Im Folgenden soll daher zum einen betrachtet werden, was sprachlich dargeboten wird, also verbal, und zum anderen, wie etwas dargeboten wird, also nonverbal (Gestik, Mimik, Tonfall).

4.2.1   Stärken und Schwächen

Schwierigkeit: Darbietung von inhaltlichen Informationen

Generell kann man sagen, dass Menschen mit Demenz vor allem Schwierigkeiten mit der Darbietung inhaltlicher Informationen haben, während auf der Ebene des Beziehungsaspekts viele Fähigkeiten erhalten bleiben. Im Folgenden werden einige typische Stärken und Schwächen von Menschen mit Demenz in der Darbietung von Informationen vorgestellt. Diese Stärken und Schwächen treten häufig und bei vielen demenziell Erkrankten auf (◘ Tab. 4.1). Aber nicht vergessen: Jeder Mensch mit Demenz ist einzigartig!

■   Alte und neue Erlebnisse

Ehepaar Fleißig sitzt am Mittagstisch. Frau Fleißig beginnt von ihrer schwierigen Schulzeit zu erzählen. Eine Geschichte, die sie in letzter Zeit häufig erzählt. Herr Fleißig hatte einen anstrengenden Vormittag und möchte einfach in Ruhe Mittagessen. Die Geschichten seiner Frau, die alle weit in der Vergangenheit liegen, kennt er zur Genüge und gerade die Geschichte von der Schulzeit seiner Frau hat er heute bereits zweimal gehört. Er würde sich wünschen, mit seiner Frau mal über ein aktuelles Thema wie die Hochzeit seines Enkels Felix vor einer Woche zu sprechen.

Bereits bei leicht demenzkranken Menschen bemerkt der aufmerksame Beobachter, dass die Berichte von neuen Erlebnissen stetig weniger werden. Im Beispiel wünscht sich Herr Fleißig, mit seiner Ehefrau endlich einmal wieder über ein aktuelles Thema zu sprechen, wie zum Beispiel über die kurz zurückliegende Hochzeit seines Enkels. Solche neueren Erlebnisse werden aber nicht mehr erinnert und können daher auch nicht berichtet werden.

    Dem gegenüber stehen jedoch gar nicht so selten ausschweifende Berichte von Kindheits- und Jugenderlebnissen, die manchmal noch bei fortgeschrittener Demenz detailliert dargeboten werden. Auffällig ist, dass diese Berichte häufig im immer selben Wortlaut präsentiert werden und auch dieselbe Geschichte an einem Tag manchmal mehrfach erzählt wird. Diese häufig wiederkehrenden Geschichten thematisieren oft solche Erlebnisse, die im Leben des Menschen mit Demenz besonders bedeutsam waren. An solche alten Erinnerungen und lebensthematisch bedeutsamen Ereignisse können wir in der Kommunikation mit demenzkranken Menschen anknüpfen. Im Beispiel berichtet Frau Fleißig immer wieder von ihrer schwierigen Schulzeit. Wenn wir uns vorstellen, dass Frau Fleißig das einzige Mädchen in ihrem Ort war, das die höhere Schule besuchen durfte und sie als einziges Mädchen ihr Abitur abgeschlossen hat, wird klar, dass die Schulzeit für Frau Fleißig wahrscheinlich ein wichtiges Lebensthema war. Eine Zeit, die ihr Leben reich und bedeutsam gemacht hat. Eine Zeit, in der sie über sich selbst hinaus gewachsen ist, mutig, fleißig und erfolgreich war und auf die sie stolz zurück blickt. Nur verständlich, dass sie von dieser Zeit schon immer gern berichtet hat. Solche Lebensthemen bleiben bei Menschen mit Demenz lange erhalten, sie tragen zum Erhalt eines gesunden Selbstwertgefühls bei. Auch neue Erlebnisse, die in Bezug zu solchen alten und bedeutsamen Erinnerungen stehen, können von Menschen mit Demenz manchmal noch berichtet werden. Der Bericht von solchen Erlebnissen und das interessierte Zuhören der Mitmenschen verschaffen einem demenziell erkrankten Menschen Erfolgserlebnisse und geben ihm Selbstbewusstsein und Kraft, die Kommunikation trotz zunehmender krankheitsbedingter Schwierigkeiten aufrecht zu erhalten.

    Auch kürzlich erlebte, aufwühlende Ereignisse können häufig noch berichtet werden. So kann sich der demenzkranke Herr Benz noch ganz genau daran erinnern, dass er letzte Woche Zeuge eines

> **Stärke: Bericht von alten Erlebnissen**

> **Stärke: Kürzlich erlebte sehr aufwühlende Erlebnisse**

Autounfalls direkt vor seiner Haustür war. Alles war sehr aufregend, aufwühlend, beängstigend. Von diesem Erlebnis berichtet er vielleicht noch monatelang. Es war so aufwühlend, dass es trotz aller Schwierigkeiten beim Abspeichern von neuen Erlebnissen, den Weg in sein Gedächtnis gefunden hat.

Viele Besucher im Altenpflegeheim versuchen, ein einfaches Gespräch zu starten und machen sich manchmal sogar viele Gedanken darüber, welche Frage denn besonders einfach und für den Menschen mit Demenz gut zu beantworten wäre. Besonders beliebt ist die Frage: »Was gab es denn heute zum Mittag essen?« Genau diese Frage, die ein sehr neues Erlebnis abfragt, das zudem vermutlich kein Lebensthema anspricht und in der Regel auch nicht aufwühlend war, ist aber für Menschen mit Demenz ganz besonders schwierig zu beantworten. Was es zum Mittagessen gab, hat die erkrankte Person vermutlich schon wieder vergessen. Der Fragende erhält vielleicht die Antwort: »Nichts, die haben mich mal wieder vergessen.« Eine solche Antwort bietet natürlich Konfliktpotenzial zwischen Angehörigen und Pflegekräften – denn woher soll der Angehörige auch wissen, von wem das Mittagessen vergessen wurde: Vom demenzkranken Bewohner oder vielleicht tatsächlich von den Pflegekräften? Konfliktsituationen wie diese sind in Pflegeheimen nicht selten.

Aber woran liegt es, dass Menschen mit Demenz oft so sicher von der Vergangenheit berichten können und die Berichte von neuen Erlebnissen so viele Probleme bereiten?

■   Warum bereiten »neue Erlebnisse« Probleme?

Schwierigkeit: Herausfiltern wichtiger Informationen

Was passiert in einem gesunden Gehirn? Wir sind in unserem Alltag ständig neuen Informationen ausgesetzt. Stellen Sie sich vor, Sie sitzen in einem Vortrag. Sie erhalten zum einen neue, relevante Informationen von dem Vortragenden, gleichzeitig sind da aber noch eine Menge weitere, nicht relevante Informationen. Sie hören vielleicht durch ein Fenster den Lärm von der Straße hereinkommen oder ihr Nachbar kratzt sich gerade an der Nase, vielleicht hängen viele Bilder an der Wand oder eine Tür wird lautstark vom Wind zugeschlagen. All diese Informationen gelangen in unser Gehirn durch einen Filter. Dieser Filter erkennt, ob die Information relevant ist und abgespeichert werden muss, oder ob sie nicht relevant ist und nicht abgespeichert werden muss.

Verbildlicht kann man sich vorstellen, dass wir in unserem Gehirn eine Art Aktenschrank haben und einen Sortierer, der die relevanten Informationen in den Aktenschrank legt und die irrelevanten Informationen direkt in den Müll wirft (◘ Abb. 4.1). Der Sortierer legt jede Information in die richtige Schublade, zum Beispiel werden die Namen der Enkel in der Schublade »Familie« abgespeichert. Wenn man seine Enkel trifft, greift der Sortierer zielsicher in die Schublade »Familie« und zieht die Information »Namen der Enkel« heraus. Jede Information hat ihren Platz und kann von diesem auch wieder abgerufen werden. Das ist für gesunde Menschen ein ganz normaler Vorgang.

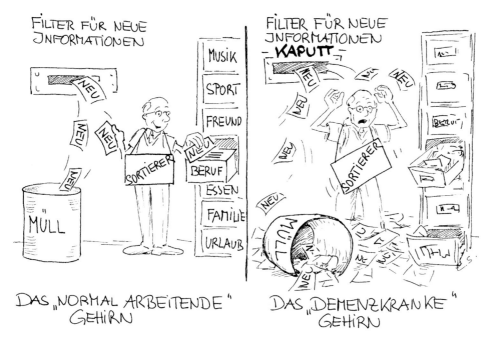

DAS „NORMAL ARBEITENDE"
GEHIRN

DAS „DEMENZKRANKE"
GEHIRN

Abb. 4.1 Abspeichern von neuen Informationen

■ **Das demenzkranke Gehirn**

Wie sieht es nun in einem demenzkranken Gehirn aus? Menschen
mit Demenz können sich gut an Dinge erinnern, die vor ihrer Erkrankung liegen. Vor allem Dinge, die sie vor langer Zeit erlebt haben
wie zum Beispiel Kriegszeiten, werden lange erinnert. Diese Informationen wurden sicher im Aktenschrank abgespeichert und können
gut abgerufen werden. Jedoch fällt es Menschen mit Demenz schwer,
neue Eindrücke festzuhalten. Häufig werden sie direkt »fallengelas-
sen«, bevor sie überhaupt den Aktenschrank erreichen. Aber woran
liegt das? Bei Menschen mit Demenz ist der Filter kaputt, der erkennt,
ob Informationen relevant oder nicht relevant sind. Jede Information
erscheint gleich relevant, gleich wichtig. Der Sortierer in einem demenzkranken Gehirn erfährt also eine unglaubliche Reizüberflutung,
da alle Eindrücke – ob Geräusche, Bilder, Gerüche oder Gefühle – mit
gleicher Wichtigkeit und Intensität in das Gehirn einströmen. So werden viele dieser Eindrücke vom Sortierer bereits fallen gelassen, bevor
sie den Aktenschrank überhaupt erreichen (■ Abb. 4.1).

Informationen, die vor Ausbruch der Erkrankung, also bevor der
Filter kaputt gegangen ist, sicher im Aktenschrank abgelegt wurden,
können von Menschen mit Demenz noch lange abgerufen werden.
So kommt es, dass demenziell Erkrankte noch recht gut von älteren
Erlebnissen berichten können, wie zum Bespiel von der Schulzeit.
Aber es fällt sehr schwer, neue Informationen zu erinnern. So gerät
zum Beispiel der gestrige Tag, der Besuch der Tochter am Wochenen-

**Stärke: Erinnerung an
bedeutsame Lebensthemen**

◘ **Tab. 4.2** Vom Umfeld abhängige Stärken und Schwächen	
Stärken	Schwächen
Gedanken in Ruhe beenden	Faden verlieren
Faden wieder aufnehmen	

de oder der Name des Enkels in Vergessenheit. Diese Informationen wurden gar nicht richtig abgespeichert.

Neue Erlebnisse können manchmal sicher »abgeheftet« werden, wenn sie für den Menschen mit Demenz lebensthematisch besonders bedeutsam sind, so berichtet z. B. die ehemalige Opernsängerin zum Erstaunen ihrer Familie vom gestrigen Opernbericht im Fernsehen (◘ Tab. 4.1).

Mit Fortschreiten der Erkrankung gehen dann auch ältere Informationen verloren, einzelne Karten fallen sozusagen aus dem Aktenschrank. Man sagt, die Erinnerung eines Menschen mit Demenz fällt wie ein Dominospiel – erst fällt der heutige Tag, dann der gestrige, die letzte Woche, das letzte Jahr, das letzte Jahrzehnt, bis schließlich nur noch die Erinnerung an die Kindheit erhalten ist.

■   **Manche Schwächen sind abhängig vom Umfeld**

Schwierigkeit: Kurzzeitgedächtnis aktivieren
Schwierigkeit: Worte finden

Wird ein demenziell erkrankter Mensch in seinem Redefluss unterbrochen, so geht das, was er sagen will, oft unwiederbringlich verloren. Sein Kurzzeitgedächtnis kann den Gedanken nicht festhalten. Das gleiche gilt auch für Vertrösten, wie z. B. »Jetzt habe ich keine Zeit, ich höre später zu.« Menschen mit Demenz, die oft unterbrochen oder vertröstet werden, geben häufig auf und verstummen. Unterbrechungen, die den erkrankten Menschen seinen Faden verlieren lassen, sind uns nicht immer bewusst. Eine Unterbrechung kann zum Beispiel auch eine zugeschlagene Tür verursachen oder eine hektische Handbewegung des Gegenübers. Solche Unterbrechungen nehmen wir manchmal gar nicht wahr und sind irritiert, dass der Redefluss plötzlich abbricht und der Mensch mit Demenz uns verwirrt anblickt. Unser Filter (◘ Abb. 4.1) hat die zuschlagende Tür vermutlich als irrelevante Information ausgeblendet, für den erkrankten Menschen, dessen Filter kaputt ist, schien diese Information aber relevant und hat seinen Faden zum Abreißen gebracht. In solchen Momenten können wir versuchen, den erkrankten Menschen dabei zu unterstützen, den Faden wieder aufzunehmen, indem wir ihm signalisieren, dass wir in Ruhe zuhören und interessiert sind. Manchmal signalisiert ruhiges Schweigen Verstehen, manchmal ist zuhörendes Schweigen eine angemessene und wertschätzende Gesprächsform (◘ Tab. 4.2).

Stärke: Einfache kurze Sätze

Schon bei beginnender Demenz fehlen Menschen mit Demenz häufig die Worte (◘ Tab. 4.3). Sie finden nicht mehr das richtige Wort für z. B. Gegenstände oder Gefühle. Häufig wird das fehlende Wort

◼ Tab. 4.3 Stärken und Schwächen bei der Wortwahl

Stärken	Schwächen
Einfache, kurze Sätze	Wortfindungsstörungen
Floskeln	Wortverwechslungen
	Silbenverdrehungen
	Komplexe Sätze

durch »Dings« oder ähnliche Füllwörter ersetzt. Die Tasse wird beispielsweise zum »Trinkdings«. Manchmal wird aber auch einfach ein falsches Wort verwendet. Zum Beispiel wird die Tasse zum »Glas«. Oder die Worte werden falsch gebildet, die Silben werden verdreht. So wird vielleicht die Tasse zur »Tessa«. Bei wenigen Wortverwechslungen oder Silbenverdrehungen haben wir noch die Chance, die Mitteilung aus dem Zusammenhang und der Körpersprache heraus zu verstehen. Bei einer Aneinanderreihung solcher unbekannten Worte erscheint es uns jedoch manchmal wie eine fremde Sprache.

▪ Floskeln

Die Pflegerin Frau Aufmerksam beobachtet seit einiger Zeit drei schwer demenzkranke Frauen, die gemeinsam auf ihrer Demenzstation im Pflegeheim leben. Die drei haben sich miteinander angefreundet. Jeden Tag sitzen sie zusammen im Aufenthaltsraum am immer selben Tisch direkt neben dem Fenster und genießen ihre Dreisamkeit. Sie schwatzen und lachen, klatschen manchmal begeistert in die Hände und die Gesprächsthemen scheinen nie auszugehen. Als Frau Aufmerksam sich neulich dazu setzte, war sie erstaunt, denn das Gespräch bestand ausschließlich aus Floskeln. »Schönes Wetter heute.« »Hauptsache die Kinder sind gesund.« »Geht es uns gut!« »Gute Freunde sind goldwert.« Auf der Inhaltsebene wird hier nicht viel ausgetauscht, die Damen scheinen fast aneinander vorbeizureden. Aber sie schauen sich dabei aufmerksam und interessiert an, bestätigen jedes gesagte Wort mit einem Nicken, würdigen jeden Satz mit einer ehrfurchtsvollen Pause und freuen sich gemeinsam über alle ausgetauschten Worte und Blicke, über jedes Lächeln.

    Auf der Beziehungsebene wird hier jedoch sehr viel ausgetauscht: Die drei Damen teilen sich unentwegt mit, wie gern sie sich haben, wie wichtig sie füreinander sind und wie wohl sie sich zusammen fühlen. »Vom Smalltalk demenzkranker Menschen kann man lernen!«, sagt Frau Aufmerksam. »So viele schöne Dinge habe ich meinen Bekannten im Smalltalk bisher nie mitgeteilt.«

Stärke: Floskeln ins Gespräch einfließen lassen

Einfache, kurze Sätze mit häufig verwendeten Worten können Menschen mit Demenz noch recht lange darbieten. Häufig beobachtet man auch eine Aneinanderreihung von Floskeln wie z.B. »Schönes Wetter heute.« Diese Floskeln ermöglichen zwar keinen inhaltlichen

◻ **Tab. 4.4** Stärken und Schwächen bei der nonverbalen Darbietung	
Stärken	**Schwächen**
Emotionaler Ausdruck, Körpersprache	Sprachlicher Ausdruck
Singen, Musizieren	
Mikroverhaltensweisen	

Austausch, sie ermöglichen aber dennoch einen funktionierenden »Smalltalk« – der im Übrigen auch bei gesunden Menschen manchmal nicht viel mehr inhaltliche Informationen transportiert.

■ Nonverbale Darbietung

Der demenzkranke Herr Müller nimmt kaum noch Kontakt zu anderen Menschen auf. Sowohl seine Familienmitglieder als auch die Pflegekräfte des ambulanten Dienstes scheint er zu ignorieren. Er wirkt unsicher, unglücklich und einsam. Manchmal klatscht er in die Hände oder summt eine Melodie. Als seine Bezugspflegerin neulich bei der morgendlichen Köperpflege mit summte, lächelte er und fragte: »Mama, wie heißt dieses Lied?« »Kein schöner Land«, antwortete die Pflegerin. Sie gab ihm diese Antwort an diesem Morgen noch fünfmal.

■ Verhalten als Kommunikation

Schwierigkeit: Sich verbal-sprachlich ausdrücken

Mit fortschreitender Demenz geht die wörtliche Sprache mehr und mehr verloren, es wird kaum noch, manchmal sogar gar nicht mehr gesprochen. Jedoch haben auch schwer demenzkranke Menschen noch beeindruckende Stärken im emotionalen Ausdruck, im Darbieten von Gefühlen und in der Körpersprache. Menschen mit Demenz senden uns mit ihrem gesamten Verhalten Informationen. Weil die wörtliche Sprache mit fortschreitender Demenz oft nicht mehr funktioniert, wird auf Körpersprache und emotionalen Ausdruck zurückgegriffen (◻ Tab. 4.4). So kann zum Beispiel beim Essen ein wiederholtes Mundöffnen oder eine wiederholte Handbewegung zum Körper hin signalisieren, dass die Person noch Hunger hat. Kleinste Verhaltensweisen, sogenannte Mikroverhaltensweisen, wie z. B. ein hochgezogener Mundwinkel oder ein entspannter Gesichtsausdruck, transportieren Informationen und sind Mitteilungen. Mikroverhaltensweisen sind im Übrigen auch in der Kommunikation mit gesunden Menschen vorhanden und wichtig. Sie werden jedoch auch hier häufig übersehen. Im Beispiel hat Herr Müller der Pflegerin nicht gesagt, dass er unsicher, unglücklich und einsam ist, aber sie hat es an seinem Verhalten, seinem emotionalen Ausdruck und seiner Körpersprache erkannt. Es brauchte keine Worte, um zu kommunizieren.

Über genaues Beobachten können wir also feststellen, dass Menschen mit Demenz sehr häufig Informationen darbieten – häufig nicht mehr sprachlich, aber emotional und körperlich. Wir dürfen wiederholte Bewegungen und Gefühlsausbrüche also nicht als »dementes Verhalten« abtun, sondern müssen diese als dargebotene Informationen zu deuten versuchen!

Stärke: Emotionaler Ausdruck und emotionales Verstehen

■ **Musizieren als Kommunikation**

Menschen mit Demenz im mittleren bis späten Stadium können manchmal nicht mehr sprechen, aber können ohne Weiteres ein Gute-Nacht-Lied von Anfang bis Ende singen. Wir können daher häufig über Musik mit demenzkranken Menschen kommunizieren. Wenn wir nicht mehr mit der Person sprechen können, können wir trotzdem noch mit ihr singen. Manchmal beginnen Menschen mit Demenz auch eine Kommunikation, indem sie »musizieren«. Musizieren heißt hierbei nicht, dass eine Klaviersonate dargeboten wird. Musizieren heißt zum Beispiel auch klatschen oder summen. Manch ein demenzkranker Mensch beginnt beispielsweise eine Kommunikation, in dem er klatscht, summt oder auf eine andere Art mit uns musiziert.

Stärke: Musik als Kommunikationsmittel nutzen

Die Pflegerin Frau Aufmerksam hat es heute sehr eilig. Auf Station steht alles Kopf und sie hetzt über die Gänge, als plötzlich der demenzkranke Herr Emsig auf sie zugelaufen kommt und immer wieder in die Hände klatscht. Sie macht einen Bogen um ihn und läuft an ihm vorbei. Als sie sich umdreht, sieht sie ihn, wie er irritiert und frustriert da steht. Sein Klatschen ist verstummt. Frau Aufmerksam schämt sich. Wie würde es mir gehen, wenn jemand einfach so an mir vorbei läuft? Als sie nachmittags bei einem Stadtbummel einen Bekannten trifft, wird ihr die Antwort bewusst. Sie läuft auf ihn zu und fragt: »Wie geht es dir?« Er läuft an ihr vorbei, als würde er sie nicht kennen – keine Antwort, kein Blick. Frau Aufmerksam ist frustriert. »Ungefähr so muss sich der demenzkranke Herr Emsig heute Morgen gefühlt haben.« Am nächsten Morgen trifft sie Herrn Emsig wieder, sie läuft auf ihn zu und klatscht. Er klatscht zurück. Die beiden lachen sich glücklich an und laufen zufrieden mit einem Lächeln auf den Lippen weiter.

■ **Wiederkehrende Fragen**

❯ **Manche Schwächen sind Stärken!**

Erinnern wir uns noch einmal an das Beispiel von Herrn Müller: Immer wieder fragte er seine Pflegerin, wie denn das Lied hieße, dass sie gesummt hat. Viele gesunde Menschen starten eine Kommunikation stetig mit derselben Frage: »Wie geht es dir?« Nichts anderes sind die immer wiederkehrenden Fragen (◘ Tab. 4.5) eines Menschen mit Demenz: Sie sind ein immer neuer Gesprächsbeginn und damit eine Stärke!

Tab. 4.5 Stärken und Schwächen im Zusammenhang mit Wiederholungen	
Stärken	Schwächen
Wiederkehrende Frage als immer neuer Gesprächsbeginn	Wiederkehrende Fragen
Emotionale Botschaft »zwischen den Zeilen«	Verkennung

Manch einem Menschen mit Demenz fällt es sehr schwer, einen Satz so zu formulieren, dass er für seine Umgebung verständlich ist. Wegen Wortfindungsstörungen, Wortverwechslungen und Silbenverdrehungen (■ Tab. 4.3) sind die Sätze manchmal so unverständlich, dass der erkrankte Mensch beispielsweise auf eine Frage keine Antwort erhält. Nun stellen wir uns einmal vor, der demenzkranke Mensch hat diesen einen Satz: »Wie heißt dieses Lied?«, korrekt formuliert und ist mit der Antwort: »Kein schöner Land«, dafür belohnt worden. Er hat erfahren, dass dieser Satz funktioniert und dass er mit diesem Satz kommunizieren kann. Kein Wunder also, dass er, wenn auch unbewusst, diesen Satz wieder als neuen Gesprächsbeginn verwendet.

■ **Verkennung**

Stärke: emotionale Botschaft »zwischen den Zeilen«

Im Beispiel hat Herr Müller seine Pflegerin »Mama« genannt. Personen werden von Menschen mit Demenz häufig verwechselt. Sie werden »verkannt«. Die Pflegerin wird zur Mutter, der Zivildienstleistende zum Sohn. Aussagen sind bei Menschen mit Demenz jedoch nicht immer wortgetreu und inhaltlich gemeint, sondern die emotionale Botschaft, die Mitteilung auf der Beziehungsebene, die zwischen den Zeilen steht, kann die entscheidende Mitteilung sein. Die Botschaft des demenzkranken Herrn Müller an seine Pflegerin: »Du bist meine Mutter!«, ist also nicht als falsche Aussage abzulehnen, sondern kann auch als ein wunderschönes Kompliment für die Pflegerin gewertet werden mit der emotionalen Botschaft: »Du gibst mir Geborgenheit. Ich mag Dich. Ich fühle mich sicher bei Dir.«

4.2.2 Kommunikationswege: Stärken fördern, Schwächen umgehen

Im Folgenden werden Wege zur Erleichterung der Kommunikation mit demenzkranken Menschen vorgestellt. Die vorgestellten Kommunikationswege bauen auf den eben erläuterten Stärken und Schwächen von Menschen mit Demenz beim Senden von Informationen auf. Sie zielen zum einen darauf ab, die vorhandenen Stärken demenzkranker Menschen zu fördern, um Erfolgserlebnisse und Wohlbefinden zu schaffen. Zum anderen sollen diese Kommunikationswege helfen, die Schwächen demenzkranker Menschen zu umgehen, um Misserfolge, Frustration und Rückzug zu vermeiden.

Kommunikationsbeginn erleichtern

- An alte Erinnerungen und Lebensthemen anknüpfen

Für an Demenz erkrankte Menschen sind alte Erinnerungen und Lebensthemen sicheres Gelände. Sie schaffen Selbstvertrauen und Selbstachtung. Diese Themen bieten Anlass zum Gespräch und der Mensch mit Demenz hat die Möglichkeit, das Gespräch selbst zu lenken. Sie bieten aber nicht nur Anlass zu einem Gespräch mit Worten, sondern auch Anlass für nonverbale Kommunikation. So kann zum Beispiel die ehemals begeisterte Sängerin aus Schlesien klatschend und sich im Takt wiegend kommunizieren, dass sie es genießt, wenn eine schlesische Volksweise angestimmt wird. Oder die ehemalige Näherin legt selig summend hübschen Stoff zusammen, der ihr in die Hand gelegt wurde. An alte Erinnerungen und Lebensthemen kann also auch ohne Worte angeknüpft werden, um eine nonverbale oder vielleicht sogar verbale Kommunikation zu starten.

Tipp: An alte Erinnerungen und Lebensthemen anknüpfen

- Keine neuen Erinnerungen abfragen

Neue Erinnerungen bereiten demenzkranken Menschen Schwierigkeiten, daher sollten sie auch nicht abgefragt werden – auch wenn die Frage: »Was gab es denn heute zum Essen?«, so nahe liegt. Es beschämt jeden, wenn er Dinge nicht weiß, die er eigentlich wissen müsste. Fragen nach neueren Erinnerungen regen das Gespräch nicht an, sondern bewirken meist das Gegenteil, weil die Antwort nicht gegeben werden kann.

Tipp: Keine neuen Erinnerungen abfragen

- Biografiearbeit

Um zu wissen, an welche alten Erinnerungen und Lebensthemen wir anknüpfen können, um einen Kommunikationsbeginn zu erleichtern, müssen wir uns in der Biografie einer Person auskennen. Was war diesem einzigartigen Menschen in seinem Leben besonders wichtig? Wovon hat er besonders gerne berichtet? Auf welche Leistungen war er besonders stolz? Was hat ihm Freude bereitet, ihn nachdenklich gemacht? Worüber hat er gelacht? Womit hat er seine Zeit am liebsten verbracht? Die Biografie, und hierbei die alten Erinnerungen und bedeutsamen Lebensthemen, sind der Königsweg zur Kommunikation – nicht nur mit demenzkranken Menschen. Anknüpfen an das, was einem Menschen wert und wichtig war und ist, signalisiert Interesse sowie Wertschätzung und kann Stärken und Wohlbefinden wecken.

Tipp: Die Biografie des Erkrankten kennen und nutzen

Die Biografie hilft uns außerdem, eine Person besser zu verstehen und ihre Beweggründe und Antriebe zu begreifen. Wenn die Angehörigen solche biografischen Informationen an berufliche Pflegekräfte weitergeben, können diese besser auf den versorgten Menschen eingehen. Eine Möglichkeit hierfür bieten zum Beispiel die Gesprächsstützen (▶ siehe unten).

■ **An universelle Erfahrungen anknüpfen**

**Tipp: Universelle Erfahrungen
zur Kommunikation einsetzen**

Wenn wir keine oder nur unzureichende biografischen Informationen haben – vielleicht weil wir den Menschen mit Demenz noch nicht
lange kennen und keine Angehörigen da sind, die wir fragen könnten – dann haben wir die Möglichkeit, an universelle Erfahrungen
anzuknüpfen. Bei Fragen nach universellen Erfahrungen geht es um
Themen, die (fast) alle Menschen erfahren haben. Solche Themen
sind in der westlichen Welt z. B. Fragen nach der Schule, nach Tra-
ditionen: »Sind Sie gerne in die Schule gegangen?«, »Wie haben Sie
früher Weihnachten/Ostern/Geburtstage gefeiert?«

■ **Akzeptieren, dass kürzlich Gesagtes vergessen wird**

**Tipp: Vergesslichkeit
akzeptieren**

Ab einem gewissen Schweregrad der Demenz kann die erkrankte Person sich an kürzlich Gesagtes nicht mehr erinnern. Hinweise wie:
»Das habe ich dir doch schon gesagt!«, holen die Erinnerung des
Menschen mit Demenz nicht zurück und führen auch in der Regel
nicht zu vermehrten Anstrengungen, sich doch noch zu erinnern,
sondern bewirken vielmehr das Gegenteil. Die Konfrontation mit
Schwächen und Unzulänglichkeiten frustriert und führt nicht selten
dazu, dass die Person sich aus Angst vor weiterem Misserfolg mehr
und mehr zurückzieht. Eine typische Situation ist zum Beispiel dieselbe Frage, die immer wieder gestellt wird. Aber eine Frage, auch wenn
sie schon 10 Mal beantwortet wurde, ist immer noch ein Gesprächs-
anfang. Mit dieser Frage leitet der demenzkranke Mensch eine für ihn
neue Kommunikation ein.

■ **Keine »Warum-weshalb-wieso-wozu«-Fragen**

Wenn wir einen demenzkranken Menschen mit Fragen zum Erzählen
animieren wollen, dann sollten wir »Warum-weshalb-wieso-wozu«-
Fragen vermeiden. Die erkrankte Person weiß darauf keine Antwort.
Einfacher fallen Menschen mit Demenz Fragen nach dem »Wie« und
»Was«, z. B. »Wie geht es dir?«, »Was machst du?«

■ **Zugewandte Körperhaltung**

**Tipp: Sich dem Erkrankten
freundlich und ruhig zuwenden**

Wir erleichtern einem anderen Menschen die Kontaktaufnahme,
wenn wir mit unserer Körperhaltung Offenheit und Interesse signalisieren, z. B. durch eine zugewandte und offene Körperhaltung (keine
verschränkten Arme), durch Blickkontakt, durch leicht hochgezogene
Augenbrauen, durch ruhige Bewegungen und freundliches Lächeln.

■ **Gesprächsstützen**

Erinnerungen sind wichtige Möglichkeiten, mit einem demenzkranken Menschen in Kontakt zu bleiben. Im Laufe der Demenz wird
die Fähigkeit abnehmen, sich an Schlüsselerlebnisse im Leben zu erinnern. So wie man, wenn man beim Laufen Schwierigkeiten hat,
einen Stock benutzt oder beim Lesen eine Brille, so kann man für ein
Gespräch Gesprächsstützen benutzen. Solche Gesprächsstützen sind
z. B. Erinnerungsalben (▶ siehe unten), Bilder mit Stammbäumen

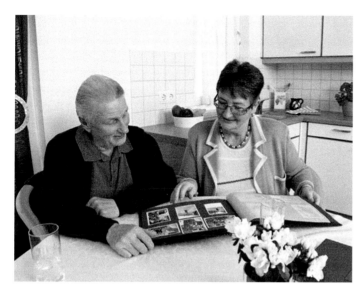

bzw. Bilderrahmen mit wichtigen Personen oder Schatzkisten mit ge-
liebten Gegenständen, wie z. B. Postkarten, Puppen, Medaillen.

Was ist ein Erinnerungsalbum?

Das Erinnerungsalbum ist ein beschriftetes Fotoalbum, in dem wichtige Stationen im Leben eines Menschen festgehalten sind. So wie eine
Brille eine Hilfe zum Sehen ist, ist ein Erinnerungsalbum eine Hilfe
zum Erinnern und eine Stütze für Gespräche. Es beinhaltet Fotos und
Beschreibungen, die wichtige Momente im Leben eines Menschen
darstellen. Diese wichtigen Momente sind nicht an Zeitabschnitte ge-
bunden. Sie können bei der Geburt anfangen und beim gegenwär-
tigen Zeitpunkt aufhören. Das Album kann aber auch stetig durch
neuere wichtige Ereignisse ergänzt werden.

▪ Vorteile eines Erinnerungsalbums

Ein Erinnerungsalbum (■ Abb. 4.2) kann einem demenziell erkrankten Menschen (vor allem bei fortgeschrittener Demenz) helfen, im
Gespräch und Kontakt mit anderen zu bleiben. Es bietet Redestoff,
um mit Enkelkindern, Kindern, Pflegern, Freunden und Besuchern
zu sprechen und erlaubt es dem demenzkranken Menschen, das Gespräch zu lenken.

**Angenehme Erinnerungen
wecken positive Emotionen.**

Mit fortschreitender Demenz kostet es einen Menschen mit Demenz immer mehr Anstrengung, spontan etwas zu erzählen. Gedächtnisprobleme machen es häufig unmöglich, mit Besuchern ins
Gespräch zu kommen. Erzählen ist aber sehr wichtig: Zum einen ist
es das beste »Gedächtnistraining«, zum anderen steigert es die Stimmung und das Selbstbewusstsein. Erzählen mithilfe des Erinnerungs-

**Den Menschen mit Demenz
von früher erzählen lassen.**

albums hält Schlüsselerlebnisse wach und hilft somit, diese Erlebnisse so lange wie möglich im Gedächtnis zu behalten. Es hilft einem Menschen mit Demenz, seine Identität zu wahren, gibt ihm Sicherheit, sich selbst zu kennen, und schafft somit Selbstvertrauen und Selbstachtung. Es gibt der Person die Gelegenheit, auf ihr Leben zurückzublicken und sich an gute Zeiten zu erinnern. Einige Menschen mit Demenz können allerdings keine Fotos mehr erkennen und verstehen auch nicht mehr, was sie bedeuten. Trotzdem kann es auch in solchen Fällen sinnvoll sein, ein Erinnerungsalbum zu erstellen, da es Enkeln, Besuchern, Pflegern etc. hilft, den Menschen als Individuum mit einer eigenen Lebensgeschichte wahrzunehmen.

Ein Erinnerungsalbum kann zum Beispiel auch den Umzug ins Pflegeheim erleichtern – da zum einen die Pflegekräfte wichtige Informationen über die Biografie und Persönlichkeit des neuen Bewohners erhalten, ihn so leichter kennen lernen, sich auf seine Vorlieben und Bedürfnisse einstellen können, und auch der betroffene Mensch selbst ein Stück vertraute Erinnerung mit in das zunächst unvertraute Pflegeheim nehmen kann.

■ Was braucht man für ein Erinnerungsalbum?

Für ein Erinnerungsalbum eignet sich ein kleines, etwa 15 mal 10 Zentimeter großes Fotoalbum mit genügend Platz für ungefähr 36 Fotos. Man kann es leicht mit sich tragen, und es wird eher akzeptiert als große Fotoalben, da es traditionellen Erinnerungshilfen wie Tagebüchern oder Notizbüchern ähnelt.

■ Wie erstellt man ein Erinnerungsalbum?

Auf jede zweite Seite kommt ein Foto, auf die jeweils gegenüberliegende Seite schreibt man etwas zu diesem Foto oder zu dem betreffenden Lebensabschnitt auf ein Papier. Auf diese Art und Weise findet man auf einer Doppelseite immer ein Foto und dazugehörende Informationen und Kommentare oder vielleicht sogar eine kleine Geschichte, die mit der fotografierten Situation zusammenhängt. So kann man das Erinnerungsalbum durchblättern wie ein Bilderbuch (◘ Abb. 4.3).

Es können auch Zeitungsausschnitte mit wichtigen Ereignissen oder Orten im Leben des demenzkranken Menschen eingeklebt werden. Das Album sollte möglichst chronologisch aufgebaut werden. Beispielsweise könnte man mit Informationen zum Geburtsdatum und zum Geburtsort beginnen. Zum Schluss sollten einige Seiten frei gehalten werden, auf denen neue wichtige Ereignisse ergänzt werden können. Die Kommentare zu den Fotos sollten auf keinen Fall in Kindersprache verfasst sein, sondern in einer Sprache, die man auch selbst für sein eigenes Fotoalbum verwenden würde.

■ Wer erstellt ein Erinnerungsalbum?

Erinnerungsalbum gemeinsam anschauen

Ein Erinnerungsalbum erstellen in der Regel die Angehörigen eines Menschen mit Demenz. Wenn die Krankheit noch nicht so weit fort-

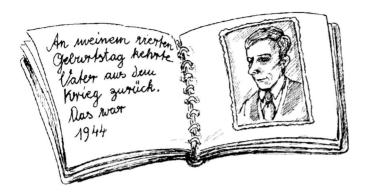

Abb. 4.3 Einblick in ein Erinnerungsalbum

geschritten ist, kann das Album gemeinsam mit dem betroffenen Menschen erstellt werden, und es kann gemeinsam überlegt werden, welche bedeutsamen und schönen Erlebnisse es in seinem Leben gab. Sollte der demenzkranke Mensch nicht mehr dazu in der Lage sein, sich an der Gestaltung des Erinnerungsalbums zu beteiligen, dann sollten die Angehörigen versuchen, sich zu erinnern, von welchen Ereignissen der Mensch mit Demenz gerne berichtet oder berichtet hat und was ihm in seinem Leben wichtig war und ist. Man muss die erkrankte Person gut kennen, um ein solches Album gestalten zu können.

Ein Erinnerungsalbum ist auch ein schönes Geschenk für Enkel oder jüngere Familienmitglieder, das sie mitbringen können, wenn sie den erkrankten Menschen besuchen. Interesse an seiner Person und seinem Leben bereitet einem Menschen mit Demenz, genau wie jeder anderen Person, Freude und steigert das Selbstbewusstsein.

Beim Kommunizieren unterstützen

■ Helfen, den Faden wieder zu finden

Wenn ein Mensch mit Demenz den Faden verliert, kann es hilfreich sein, wenn wir den letzten Satz, den er gesagt hat, noch einmal wiederholen, oder wenn wir kurz etwas zum Thema beitragen. So helfen wir ihm, den Faden wieder aufzunehmen.

■ Fünfe gerade sein lassen

Häufig versuchen Menschen mit Demenz Informationen, die sie nicht mehr wissen, durch andere Informationen zu ersetzten, um das eigene Unwissen zu überspielen oder auch, weil sie es nicht mehr besser wissen. Wenn es möglich ist, sollten wir fünfe gerade sein lassen. Wenn wir unsere »Wahrheit« in solchen Momenten zurückstellen, können wir Konfrontationen vermeiden. Jede Richtigstellung beschämt den demenzkranken Menschen und nimmt den Mut für weitere Erzählungen.

■ **Auf unbekannte Wörter unkonkret reagieren**

Menschen mit Demenz verwenden manchmal Wörter, die für andere keinen Sinn ergeben. Die demenzkranke Frau Wut hat zum Beispiel neulich gesagt: »Diese Verdumsen sind unerträglich! Sie können es einfach nicht lassen.« Wenn wir unkonkrete Aussagen verwenden, können wir oft kommunizieren, ohne zu verstehen, was wir gesagt bekommen. Eine mögliche Reaktion auf die Aussage von Frau Wut wäre: »Was machen sie denn?«, oder: »Das ist unangenehm, wenn jemand so unerträglich ist.« Unkonkrete Wörter wie z. B. »er«, »sie«, »es«, »jemand« oder »etwas« ersetzen Wörter, die man nicht im Wörterbuch findet.

■ **Wiederholen**

Wiederholungen erleichtern die Kommunikation

Für Menschen mit Demenz ist es oft ein Trost, ihre eigenen Worte noch einmal von anderen zu hören. Wiederholen bedeutet dabei, dass wir den Sinn dessen, was der demenzkranke Mensch gesagt hat, noch einmal sagen und dabei dieselben Schlüsselwörter und eventuell auch ähnliche Sprachmelodie und Stimmklang verwenden. In Bezug auf das Beispiel von eben (Verdumsen) kann das auch heißen, dass wir ein unbekanntes Wort wertschätzend wiederholen.

Wiederholen heißt aber nicht nur, Wörter zu wiederholen. Wiederholen kann bei schwerer Demenz auch heißen, dass Laute oder Bewegungen des Menschen mit Demenz wiederholt oder gespiegelt (▶ siehe unten) werden. So kann eine Kommunikation auch ohne Worte geführt und unterstützt werden. Eine solche Kommunikation kann manchmal aussehen wie ein gemeinsamer Tanz oder Gesang. Ein gesunder Gesprächspartner, der sich auf solch einen Tanz einlässt, kann selbst Glücksmomente erleben und mit dem erkrankten Menschen teilen.

■ **Facilitation**

Facilitation: Einfühlen und Entschlüsseln der Botschaften

Facilitation ist eine Technik der Validation nach Naomi Feil und heißt, dass wir versuchen, uns in den erkrankten Menschen einzufühlen und seine Botschaften zu entschlüsseln. Wenn wir eine Vermutung haben, was mit einer sprachlichen Mitteilung gemeint sein könnte, dann können wir ein Wort oder eine Phrase ergänzen. Wenn wir richtig ergänzen, dann sorgen wir für Erfolgserlebnisse, die ein Mensch mit Demenz dringend braucht.

Aktives Zuhören

Verständnis zeigen ermutigt zur Kommunikation.

Der Grundgedanke der folgenden Kommunikationswege ist, dass Menschen mit Demenz sich verstanden fühlen wollen und müssen. Wer sich immer missverstanden fühlt, gibt irgendwann auf. Wer sich verstanden fühlt, behält den Mut, Kommunikation aufrecht zu erhalten und sich weiter einzubringen – mit Erzählungen und mit Körpersprache. Auch, wenn Worte vielleicht nicht mehr verstanden werden, kann immer noch Verständnis signalisiert werden. Möglichkeiten hierfür werden im Folgenden aufgezeigt.

- **Genau beobachten – den Körper sprechen lassen**

Durch genaues Beobachten kann man oft erkennen, was der Betroffene durch Körperhaltung, Gesten, Gesichtsausdruck und Verhalten ausdrücken möchte. Auch wenn die Sprache der Worte verloren ist, haben die erkrankten Menschen uns noch viel mitzuteilen, z. B. durch eine entspanntere Mimik, einen Händedruck, lösen von An- und Verspannungen, ruhigeres Atmen.

- **Gefühle erspüren**

Es ist wichtig, die Gefühle zu erspüren, die den demenzkranken Menschen gerade bewegen: Gefühle sind der Antrieb seines Handelns.

- **Auf Gefühle eingehen, Gefühle formulieren**

Es tut vielen Menschen mit Demenz gut, wenn wir auf ihre Gefühle eingehen. Wenn wir die sprachliche Mitteilung nicht mehr verstehen, können wir doch meistens den emotionalen Unterton verstehen. Wir merken, ob der demenzkranke Mensch z. B. traurig oder ängstlich ist. Hierauf können wir eingehen und diese Gefühle annehmen, ernst nehmen und wertschätzen.

Ein Mensch mit Demenz hat zum Teil Schwierigkeiten auszudrücken, was er fühlt. Dies kann daran liegen, dass er die Worte dafür vergessen hat oder er selbst nicht mehr versteht, was in ihm vorgeht. Dann kann es hilfreich sein, wenn man die vermuteten Gefühle des anderen formuliert. Es kann dem Betroffenen helfen, sich sicherer zu fühlen und sich auch selbst besser zu verstehen. Dies bedarf jedoch genauer Beobachtung des Betroffenen und man sollte sehr sensibel vorgehen. Denn manchmal ist es nicht hilfreich oder sogar unangebracht, die Gefühle eines anderen zu formulieren.

- **Verständnis und Wertschätzung signalisieren**

Verständnis und Wertschätzung tut jedem Menschen gut. Ein Lob, ein kleines Kompliment, ein freundliches Wort zaubert nicht nur demenzkranken Menschen ein Lächeln ins Gesicht. Wertschätzung kann aber auch non-verbal kommuniziert werden. Wer sich zum Beispiel die Zeit nimmt für einen Blick auf Augenhöhe oder für ein Lächeln, wer auch bei einem kurzen Besuch die Jacke auszieht, um zu zeigen: »Ich nehme mir Zeit für dich«, signalisiert Wertschätzung. Auch eine zugewandte Körperhaltung (► siehe oben) und ruhige Bewegungen signalisieren, dass man aufmerksam ist und sich Zeit nimmt für sein Gegenüber.

Hilfreich: Wertschätzen, Loben, Komplimente, Freundlichkeit

- **Spiegeln**

Spiegeln heißt, dass wir die Gefühle des Menschen mit Demenz benennen und bestätigen, ihn andeutungsweise imitieren in seiner

Körperhaltung, Gesichtsausdruck und Mimik. Durch das Ähnlich-Werden, z. B. durch synchrone Bewegungen, können wir die Begegnung erleichtern. Hierzu kann beispielsweise auch zählen, dass man nicht frontal auf den erkrankten Menschen zugeht, sondern parallel zu ihm geht, bevor man ihn anspricht. Auch gemeinsames Handeln ist hilfreich, zum Beispiel zusammen essen, gemeinsam kochen oder im Garten arbeiten.

Drahtseilakte

Bei allem »Stärken fördern, Schwächen umgehen« gibt es doch auch immer wieder Drahtseilakte, bei denen nicht sicher ist, welche Herangehensweise denn nun die richtige ist. Generell gilt, dass es kein richtiges und falsches Verhalten gibt. Es gibt viele verschiedene Herangehensweisen, die in der einen Situation hilfreich sein können und in der anderen vielleicht nicht hilfreich sind (▶ Kap. 4.1.2). Einige besonders kniffelige Drahtseilakte, die sich auf die eben genannten Kommunikationswege zur Förderung der Stärken des demenzkranken Senders beziehen, sollen im Folgenden kurz benannt werden.

- Drahtseilakt: Anknüpfen an alte Erinnerungen

Anknüpfen an alte Erinnerungen bedeutet sicherlich ein Anknüpfen an die Stärken, denn was vor Ausbruch der Erkrankung erlebt wurde, ist sicher abgespeichert worden und kann besser abgerufen und berichtet werden. Die aktuelle Generation der Menschen mit Demenz ist aber eine Kriegsgeneration. Alte Erinnerungen sind häufig auch Kriegserlebnisse, die nicht jeder Mensch gerne erinnert und an die nicht jeder gerne erinnert werden möchte. Manch einer berichtet schon immer gerne und ausführlich von seinen Kriegserlebnissen, ein anderer hat diese stets verdrängt und möchte nicht darüber reden. Daher ist es wichtig, sich beim Anknüpfen an alte Erinnerungen auch immer die Frage zu stellen, ob der jeweilige Mensch überhaupt an diese Vergangenheit erinnert werden möchte. Hinweise darauf liefern uns die bevorzugten Gesprächsthemen der Person vor Ausbruch der Erkrankung, aber auch die direkten Reaktionen auf eine Frage oder Ähnliches. Es ist völlig in Ordnung, auch mal die »falsche Frage« zu stellen. Denn ob es eine falsche oder eine richtige Frage war, wissen wir erst hinterher. Lieber mal »danebengreifen«, als aus Angst vor Fehlern gar nicht mehr zu kommunizieren. Kommunikation ist kein Leistungsdruck, Kommunikation kann und soll von allen Beteiligten genossen werden.

- Drahtseilakt: Fragen stellen

Sind Fragen sinnvoll? Können sie beantwortet werden?

Wenn wir mit einem Menschen eine Kommunikation starten wollen, dann tun wir das in der Regel, indem wir eine Frage stellen. Für manche Menschen mit Demenz stellen Fragen aber große Herausforderungen dar – weil sie mit der Angst verbunden sind, die Frage nicht korrekt beantworten zu können. Oben wurde bereits darauf hingewiesen, dass insbesondere »Warum-Weshalb-Wieso-Wozu«-Fragen für Menschen mit Demenz schwer zu beantworten sind.

Manchmal muss man keine Frage stellen, um zu kommunizieren. Manche Menschen mit Demenz ziehen es vor, wenn sie erzählt bekommen und aktiv zuhören können – beispielsweise indem der Gesprächspartner verbal darbietet und der erkrankte Mensch nonverbal antwortet, z. B. mit Lächeln, Nicken, Blickkontakt oder Ähnlichem. Manche Menschen mit Demenz sind aber gerade glücklich, wenn sie etwas gefragt werden und wenn das Gegenüber Interesse an ihrer Person signalisiert. Auch hier gilt also ganz deutlich: Es gibt keine Rezepte zur Kommunikation bei Demenz. Jeder Mensch mit Demenz ist einzigartig!

■ **Drahtseilakt: Fünfe gerade sein lassen**

Fünfe gerade sein lassen klingt einfach, ist aber manchmal der herausforderndste Kommunikationsweg. Denn nicht selten werden hierdurch die Gefühle der Angehörigen oder auch der beruflich Pflegenden verletzt. Es mag egal sein, dass der ehemalige Bäcker behauptet, dass er früher Arzt war. Hier können wir problemlos fünfe gerade sein lassen und die Wahrheit des demenzkranken Menschen annehmen und akzeptieren. Wenn aber der mehrfache Vater und Großvater plötzlich seiner Frau gegenüber behauptet, dass er nie verheiratet war und auch keine Kinder hat, dann kann das sehr schmerzhaft sein. Hierbei gilt, dass die eigenen Gefühle nicht immer hinten an gestellt werden müssen. In solchen Momenten ist es wichtig, sich eine Auszeit nehmen zu dürfen, einen Moment den Raum zu verlassen, Luft schnappen zu können, Beistand und ein offenes Ohr bei anderen zu suchen und auch daran zu denken, dass man nicht immer perfekt sein muss. Wenn die eigenen Gefühle verletzt sind, darf und muss man auch an sich selbst denken.

> Eine Auszeit hilft, Fünfe gerade sein lassen zu können

■ **Drahtseilakt: Gesprächsstützen**

Bei der Gestaltung einer Gesprächsstütze ist es wichtig, sich zu fragen, ob diese einem Erwachsenen angemessen gestaltet ist. Hilfreich kann dabei sein, wenn man sich fragt, ob man sich selbst freuen könnte, wenn man eine solche Gesprächsstütze geschenkt bekommen würde.

■ **Drahtseilakt: Gefühle formulieren**

Gefühle formulieren soll Verständnis signalisieren. Aber was, wenn man gar nicht das richtige Gefühl erspürt hat? Wenn wir das falsche Gefühl formulieren, signalisieren wir ja vielmehr Missverständnis und konfrontieren den erkrankten Menschen mit seinen Schwächen. Gefühle zu formulieren bedarf Feingefühl und ist nicht immer angebracht. Wenn Gefühle formuliert werden, dann gehört unbedingt auch immer das genaue Beobachten der Reaktionen der betreffenden Person dazu.

Die vollkommene Information

Das technische Vorstandsmitglied eines Industriebetriebes sagt zum Produktionsbereichsleiter: »Morgen um 9 Uhr findet eine Sonnenfinsternis statt. Also etwas, was man nicht alle Tage sehen kann. Veranlassen Sie, dass sich die Belegschaft in Ausgehkleidung draußen dieses Ereignis ansieht. Die Erläuterung zu dem seltenen Ereignis werde ich selbst bei der Beobachtung geben. Wenn es regnet, werden wir es nicht gut sehen können. Die Belegschaft begibt sich dann in den Speisesaal.«

Der Produktionsleiter sagt zum Betriebsleiter: »Auf Anweisung des technischen Vorstandes findet morgen um 9 Uhr eine Sonnenfinsternis statt. Wenn es regnet, werden wir sie auf dem Werkshof in Ausgehkleidung nicht gut sehen können. In diesem Fall führen wir das Verschwinden der Sonne im Speiseraum durch. Also etwas, was man nicht alle Tage sehen kann.«

Der Betriebsleiter sagt zum Betriebsabteilungsleiter: »Auf Anweisung des Vorstandes wird morgen um 9 Uhr in Ausgehkleidung das Verschwinden der Sonne im Speiseraum durchgeführt. Der Vorstand gibt die Anweisung, ob es regnen soll; also etwas, was man nicht alle Tage sehen kann.«

Der Betriebsabteilungsleiter zum Gruppenleiter: »Wenn es morgen im Speiseraum regnet, also etwas, was man nicht alle Tage sieht, verschwindet um 9 Uhr unser Vorstand in Ausgehkleidung.«

Der Gruppenleiter zum Kollegen: »Morgen um 9 Uhr soll unser Vorstand verschwinden. Schade, dass man das nicht alle Tage zu sehen bekommt.« (Quelle: Rüttinger, B. & Sauer, J. (2000). Konflikt und Konfliktlösen. Leonberg: Rosenberger Fachverlag)

> ❯ Der wichtigste Kommunikationsweg, um Stärken zu fördern und Schwächen zu umgehen, ist das genaue Beobachten der ganz individuellen Stärken, Schwächen, Vorlieben und Bedürfnisse eines einzigartigen Menschen mit Demenz in einer ganz bestimmten Situation.

4.3   Mensch mit Demenz als Empfänger von Informationen

Kommunikation ist ganz schön schwierig, nicht nur, wenn man an Demenz leidet. Die Geschichte zur vollkommenen Information zeigt, dass es auch bei nicht demenzkranken Menschen zu Missverständnissen kommt. Aber woher kommt das? Im folgenden Kapitel soll es um Herausforderungen beim Empfangen von Informationen gehen. Bezogen auf das oben vorgestellte Kommunikationsmodell geht es also um Schwierigkeiten bei der Lenkung von Aufmerksamkeit auf eine Information, beim Verstehen und beim Behalten von Informationen (◨ Abb. 3.1).

4.3.1   Stärken und Schwächen

Schwierigkeit: Empfangen der inhaltlichen Information

Generell kann man sagen, dass Menschen mit Demenz vor allem Schwierigkeiten mit dem Empfangen inhaltlicher Informationen haben, während auf Beziehungs- und Gefühlsebene viele Fähigkeiten erhalten bleiben. Im Folgenden werden einige typische Stärken und Schwächen von Menschen mit Demenz beim Empfangen von Informationen vorgestellt. Diese Stärken und Schwächen treten häufig im Verlauf einer Demenz auf. Aber nicht vergessen: Jeder Mensch mit

Demenz ist einzigartig! Zudem variieren die Stärken und Schwächen stark im Krankheitsverlauf und oft sogar im Laufe eines einzigen Tages.

Aufmerksamkeit

Herr Holl sitzt im Wohnzimmer und hört Radio. Seine Ehefrau ruft ihm aus der Küche zu: »Essen ist fertig. Komm bitte in die Küche!« Herr Holl reagiert nicht. Seine Ehefrau ruft erneut: »Essen ist fertig!« Aber es gelingt ihr nicht, die Aufmerksamkeit des demenzkranken Mannes zu erlangen. Er merkt gar nicht, dass sie mit ihm redet. Seine ganze Aufmerksamkeit gilt dem Radio.

Warum sind Menschen mit Demenz manchmal dazu in der Lage, ihre Aufmerksamkeit auf einen Gesprächspartner zu lenken und manchmal nicht? Mit fortschreitender demenzieller Erkrankung kommt es zu Störungen einiger Aufmerksamkeitsfunktionen, während andere Aufmerksamkeitsfunktionen erhalten bleiben (◘ Tab. 4.6).

- **Fokussieren**
Im Beispiel ist Herr Holl durchaus dazu in der Lage, seine Aufmerksamkeit auf das Radio zu richten, er kann seine Aufmerksamkeit auf einen bestimmten Reiz »fokussieren«.

Stärken: Aufmerksamkeit auf einzelne Dinge richten

- **Verlagerung der Aufmerksamkeit**
Herr Holl hat jedoch Schwierigkeiten, seien Aufmerksamkeit vom Radio loszulösen und auf einen anderen Reiz – die rufende Ehefrau – zu verlagern.

- **Geteilte Aufmerksamkeit**
Herr Holl hat zudem Schwierigkeiten, zwei Aufgaben gleichzeitig auszuführen – also Radio zu hören und die rufende Ehefrau wahrzunehmen. Er kann seine Aufmerksamkeit nicht auf mehrere Aufgaben gleichzeitig verteilen. Als »Aufgabe« kann bei Menschen mit Demenz schon Laufen oder Reden gewertet werden. Die Aufgabe »Laufen« kann die gesamte Aufmerksamkeit eines Menschen mit Demenz ausfüllen. Während er läuft, kann es ihm schwer fallen, weitere Aufgaben wie beispielsweise »Reden« auszuführen. Wenn die Aufgaben aber nacheinander ausgeführt werden, also z. B. wenn man für ein Gespräch stehen bleibt, hat der demenzkranke Mensch eine Chance, die Aufgaben zu bewältigen. Im schweren Stadium der Demenz kann es schon eine Aufmerksamkeitsüberforderung sein, einen Fuß vor den anderen zu setzen und gleichzeitig Hindernisse wahrzunehmen – wie beispielsweise eine geschlossene Tür oder ein umgeschlagener Teppichboden. Stürze sind bei fortschreitender Demenz keine Seltenheit.
   Für die Umgebung ist es eine große Herausforderung, zu erkennen, was für einen Menschen mit Demenz eine »Aufgabe« darstellt. Wird vielleicht die Aufmerksamkeit der betroffenen Person gefesselt

Schwierigkeit: Mehrere Aufgaben gleichzeitig ausführen

☐ Tab. 4.6 Stärken und Schwächen bei der Aufmerksamkeit	
Stärken	Schwächen
Fokussierung der Aufmerksamkeit	Verlagerung der Aufmerksamkeit
	Geteilte Aufmerksamkeit

von den Geräuschen, die durch das geöffnete Fenster hereinströmen? Wird die Aufmerksamkeit durch das im Hintergrund laufende Radio abgezogen oder ist der demenzkranke Mensch überfordert durch das Gerede am Nachbartisch? Oder betrachtet er vielleicht konzentriert ein aufregendes Bild an der Wand? Vielleicht hängt er auch einfach seinen eigenen Gedanken nach und seine Aufmerksamkeit gilt der eigenen Erinnerung. Wenn wir eine Kommunikation mit einem Menschen mit Demenz beginnen möchten, müssen wir zunächst seine Aufmerksamkeit gewinnen, erkennen, wem oder was aktuell seine Aufmerksamkeit gilt, um ihn da abholen zu können, wo er gerade steht – ohne ihn zu überfordern oder seine Selbstbestimmung zu verletzen.

Verstehen

Herr Brem besucht seine Mutter und berichtet begeistert und mit lauter Stimme, damit seine Mutter ihn besser versteht: »Stell Dir vor, gestern war ich bei Tim und Eva bei ihrer Hochzeit in der Kirche direkt um die Ecke und sie wollten im Kirchengarten feiern, obwohl es Bindfäden geregnet hat.« Die Mutter schaut ihn erschrocken und irritiert an und fragt vorsichtig: »Bindfäden?« Der Sohn antwortet: »Ja, ja, wir habe dann eben drinnen gefeiert.« Die Mutter blickt ihn ratlos an und beginnt etwas zu erzählen, das sie dem Sohn schon tausendmal erzählt hat. Er ärgert sich, dass sie überhaupt nicht auf das eingeht, was er ihr erzählt hat. Sie hat es scheinbar gar nicht verstanden.

Warum sind Menschen mit Demenz manchmal dazu in der Lage, eine Mitteilung zu verstehen und manchmal nicht? Obwohl die Aufmerksamkeit auf die dargeboten Information gerichtet wurde, scheitert die Kommunikation häufig am Verstehen der Mitteilung – der dritten Stufe der Kommunikation. Mit fortschreitender Erkrankung haben Menschen mit Demenz zunehmend Schwierigkeiten, dargebotene Mitteilungen zu verstehen (☐ Tab. 4.7). Einige Verständnisfähigkeiten bleiben jedoch auch in späten Stadien der Demenz erhalten.

- ▪ Verbal-sprachliche Mitteilungen

Das Beispiel von Herrn Brem und seiner Mutter zeigt, dass verbalsprachliche Mitteilungen Menschen mit Demenz Schwierigkeiten bereiten. Vor allem beim Verständnis von langen, komplexeren Sätzen zeigen sich schon in frühen Krankheitsstadien Beeinträchtigungen.

Tab. 4.7 Stärken und Schwächen beim Verstehen	
Stärken	Schwächen
Eindeutige, »einfache« Informationen verstehen	Verbal-sprachliche Mitteilung verstehen
Gefühlsmäßige Mitteilung verstehen	Verständnis von Mehrdeutigkeiten

Der lange, verschachtelte Satz von Herrn Brem hat seine Mutter überfordert.

▪ Einfache, eindeutige Informationen

Das Verständnis von einfachen, eindeutigen Sätzen und Sprachinhalten kann recht lange erhalten bleiben. Wenn Herr Brem seinen Satz in kurze, einfache Sätze mit nur einer Information pro Satz unterteilt hätte, hätte seine Mutter eine Chance gehabt, den verbal-sprachlichen Mitteilungen zu folgen und sie zu verstehen. »Gestern war ich bei Tim und Eva. Sie haben geheiratet. Die Kirche ist direkt um die Ecke. Sie wollten im Kirchengarten feiern. Aber es hat stark geregnet.« Häufig zeigen sich aber Schwierigkeiten darin, die Bedeutung von Worten zu verstehen. Zu Beginn sind es vor allem solche Worte, die selten benutzt werden, wie zum Beispiel »Hängematte«. Später werden auch geläufigere Worte nicht mehr verstanden.

Stärke: Eindeutige einfache Informationen verstehen

▪ Mehrdeutigkeiten

Auch die Abstraktionsfähigkeit, d. h. das Verständnis von Mehrdeutigkeiten, ist bei demenzkranken Menschen beeinträchtigt. Das heißt, dass Ausdrücke, die über die rein wörtliche Bedeutung hinausgehen, oft nicht mehr verstanden werden. Ironie und Mehrdeutigkeiten bereiten Probleme. Im Beispiel hat Herr Brem seiner Mutter erzählt, dass es Bindfäden geregnet hat. »Bindfäden« ist eine doppeldeutige Aussage, die die Abstraktionsfähigkeit von Menschen mit Demenz übersteigen kann. Wenn wir sagen: »Es regnet junge Hunde.«, schaut ein demenzkranker Mensch vielleicht verwundert zum Fenster hinaus und sucht nach den Hunden. Auch Ironie und Sarkasmus sind ein mehrdeutiger Humor, der von Menschen mit Demenz oft nicht mehr verstanden werden kann und deshalb häufig als Beleidigung wahrgenommen wird.

Schwierigkeit: Abstrakte Mitteilungen verstehen

Mehrdeutig sind aber auch komplexe Sätze wie: »Deck den Tisch!« Auch wenn dieser Satz erst einmal klingt, als wäre er einfach und eindeutig, so geht er doch über die rein wörtliche Bedeutung hinaus. Dieser Auftrag beinhaltet mehrere Unterschritte wie: »Hol die Teller aus dem Schrank, stell sie auf den Tisch, hol die Messer aus der Schublade, leg sie neben die Teller…« Diese Unterschritte aus dem Auftrag herauszuhören, ist eine Leistung, die die Fähigkeiten eines Menschen mit Demenz überfordern kann. Die betroffene Person hat die Chance, den Auftrag erfolgreich auszuführen, wenn wir ihn in Teilschritte unterteilen und eine Aufgabe nach der anderen benennen. Ähnliche komplexe Sätze, die häufig eine Überforderungssituation auslösen, sind zum Beispiel: »Wasch dich!«, oder: »Mach dich fertig, wir müssen los.«

■   Gefühlsmäßige Mitteilungen

Die demenzkranke Frau Fröhlich sieht eine Komödie im Fernsehen. Sie lacht die ganze Zeit und freut sich: »Das ist aber ein lustiger Film.« Die Frage, worum der Film geht, kann sie nicht beantworten. Sie versteht die Worte der Personen nicht, aber sie begreift ihre fröhliche, ausgelassene Stimmung.

Stärke: Emotionale Mitteilungen verstehen

Eine Stärke von Menschen mit Demenz liegt in der Wahrnehmung der gefühlsmäßigen Mitteilungen. Die Bedeutung von Worten wird in fortgeschrittenen Stadien zwar häufig nicht mehr verstanden, aber die dahinterliegenden Gefühle werden erfasst. Die gefühlsmäßige Mitteilung erhält bei Menschen mit Demenz eine deutlich stärkere Gewichtung als bei gesunden Menschen, da sich Gesunde auf die Bedeutung der Worte verlassen und weniger »zwischen den Zeilen lesen« müssen. Menschen mit Demenz sind teilweise darauf angewiesen, zwischen den Zeilen zu lesen, da sie die Zeilen selbst manchmal nicht mehr verstehen können. Das bedeutet auch, dass demenzkranke Menschen den nicht-demenzkranken Menschen hier oft deutlich überlegen sind. Man sagt, man kann Menschen mit Demenz nicht anlügen. Denn sie sind hoch sensibel für Untertöne. Wer mit gereiztem Tonfall in Eile ruft: »Ich hab dich doch gern!«, der wird von einem Menschen mit Demenz kaum Dank, sondern eher Zorn oder Traurigkeit ernten. Ein nicht-demenzkranker Mensch wird sich vielleicht von einer solchen dahingeworfenen Aussage beeindrucken lassen, ein demenzkranker Mensch hört ganz klar das, was zwischen den Zeilen steht: »Du nervst mich, ich hab gerade gar keine Zeit für dich, lass mich doch einfach in Ruhe.« Daher ist es wichtig, dass in der Kommunikation mit demenzkranken Menschen die verbalen und die nonverbalen Informationen zusammenpassen – das heißt, dass man nicht nur mit Worten sagt: »Ich hab dich doch gern!«, sondern es auch mit der Körpersprache und Mimik zum Ausdruck bringt.

Behalten

Frau Koch sitzt auf ihrem Lieblingssessel im Wohnzimmer, als ihre Nachbarin eintritt. »Na, Frau Koch, was gab es denn heute zum Mittagessen?« »Nichts«, antwortet Frau Koch. »Die haben mich mal wieder vergessen.« Die Nachbarin ist erstaunt, hat sie doch vor zwei Stunden das *Essen-auf-Rädern-Auto* vor der Tür stehen gesehen. »Was gab es denn früher bei Ihnen zum Mittagessen? Sie waren ja eine großartige Köchin. Ihre Tochter schwärmt immer von Ihren Kartoffelpuffern.« Frau Koch strahlt und berichtet detailliert von Geheimrezepten und Lieblingsspeisen.

☐ Tab. 4.8 Stärken und Schwächen beim Behalten von Informationen

Stärken	Schwächen
Behalten alter und lebensthematisch bedeutsamer Informationen	Behalten neuer Informationen
Behalten emotionaler Informationen	Behalten inhaltlicher Informationen
Behalten gefühlsintensiver Ereignisse	

Warum sind Menschen mit Demenz so häufig nicht dazu in der Lage, eine dargebotene Information zu behalten? Auch wenn die Aufmerksamkeit auf die dargebotene Information gerichtet und die Information verstanden wurde, so scheitert die Kommunikation oft noch an der letzten Stufe der Kommunikation: dem Behalten. Die Fähigkeiten, die für das Behalten von Mitteilungen von Nöten sind, werden im Verlauf der demenziellen Entwicklung zunehmend beeinträchtigt. Aber auch hier bleiben Stärken erhalten. Mit den Stärken und Schwächen im Behalten knüpfen wir wieder an die Stärken und Schwächen beim Darbieten von Informationen an, denn natürlich kann nur das dargeboten werden, was auch behalten wurde (☐ Tab. 4.8).

Menschen mit Demenz haben Schwierigkeiten, sich an aktuelle oder kurz zurückliegende Ereignisse zu erinnern, da neue Informationen nicht mehr richtig abgespeichert werden können (☐ Abb. 4.1). Im Beispiel kann sich Frau Koch nicht mehr daran erinnern, dass sie heute etwas zum Mittagessen gebracht bekommen hat.

Sie kann sich aber durchaus noch an ihre Geheimrezepte erinnern, die sie, die großartige Köchin, früher für ihre Kinder gezaubert hat. Diese Geheimrezepte und ihre besonderen Kochkünste, auf die sie besonders stolz ist und war, die für sie wahrscheinlich lebensthematisch bedeutsam sind und waren, kann sie besonders gut erinnern. Lebensthematisch bedeutsam sind solche Informationen, die im Leben eines Menschen mit Demenz eine besondere Rolle gespielt haben, sein Leben geprägt und reich gemacht haben. Die ehemalige Köchin Frau Koch kann sich besonders gut an Rezepte erinnern, eine ehemalige Schauspielerin könnte sich vielleicht besonders gut an Theatererlebnisse erinnern. Hierbei können oft auch noch neue Ereignisse, die im Zusammenhang mit den Lebensthemen eines Menschen mit Demenz stehen, behalten werden, zum Beispiel erinnert sich die ehemalige Schauspielerin an die Theaterkritik, die ihr gestern vorgelesen wurde oder der Fußballfan an das Ergebnis seines Lieblingsvereins beim gestrigen Spiel.

Stärke: Behalten von wichtigen Lebensthemen

- Inhaltliche Mitteilungen behalten

Frau Müller gibt ihrem demenzkranken Vater die Aufgabe, seiner gehbe-
hinderten Frau ein Buch zu bringen. Er nimmt das Buch und läuft in die
richtige Richtung los. Das Buch kommt allerdings nicht bei seiner Frau
an. Der demenzkranke Mann hat auf dem Weg seinen Arbeitsauftrag vergessen.

Auch dargebotene Mitteilungen in einer Kommunikation sind neue
Informationen, die nicht mehr korrekt abgespeichert und deshalb
auch nicht behalten werden können. Besondere Schwierigkeiten bereiten hierbei die inhaltlichen Informationen einer Mitteilung, wie
im vorangegangenen Beispiel der Auftrag von Frau Müller an ihren
Vater.

- Emotionale Mitteilungen behalten

**Stärke: Erinnern an emotionale
Mitteilungen**

Die demenzkranke Frau Treu bekommt im Pflegeheim Besuch von ihrem
Sohn, der ihr unter Tränen berichtet, dass ihr Mann gestorben ist. Zwei
Stunden später beschließt die weinende Frau, dass sie nach Hause zu
ihrem Mann will. Nur er könne sie nun trösten. Sie hat die inhaltliche
Information vergessen, aber die emotionale Information beschäftigt sie
noch immer.

Obwohl die inhaltliche Mitteilung einer Kommunikation schnell vergessen wird, können sich Menschen mit Demenz häufig länger an
die emotionale Mitteilung erinnern. Eine erhaltene emotionale Mitteilung kann die Stimmung eines demenzkranken Menschen für eine
ganze Weile einfärben, wie im Beispiel die Traurigkeit von Frau Treu.

- Gefühlsintensive Mitteilungen behalten

Der Mann der demenzkranken Pflegeheimbewohnerin Frau Einsam ist
letzte Woche gestorben. Sie war gestern auf der Beerdigung. Jetzt sitzt
sie wütend in ihrem Zimmer und schimpft und flucht, dass ihr Mann sie
schon so lange nicht besucht hat. Ihr Sohn weist sie darauf hin, dass ihr
Mann letzte Woche gestorben ist. Frau Einsam weist dies als Lüge zurück.
Der Sohn beginnt von der Beerdigung zu erzählen. »Auf der Beerdigung
waren auch deine Enkelkinder. Pfarrer Müller hat eine Predigt gehalten.«
Die demenzkranke Frau erinnert sich.

**Stärke: Behalten von
gefühlsintensiven Mitteilungen**

Ereignisse, die sehr gefühlsintensiv erlebt werden, wie beispielsweise
die Beerdigung des Partners, können von demenzkranken Menschen
manchmal erstaunlich gut behalten werden. Bisweilen werden auch
Teilaspekte eines Ereignisses vergessen, während andere Aspekte des-
selben Ereignisses noch präsent bleiben. Im Beispiel begreift Frau
Einsam nicht mehr, dass ihr Mann tot ist, aber sie kann sich noch
an die gefühlsintensive Beerdigung erinnern. Dass die Beerdigung

bedeutet, dass ihr Mann tot ist, kann aber wiederum die Abstraktions-fähigkeit der demenzkranken Frau übersteigen (▶ siehe oben).

Gefühlsintensiv werden oft auch anstehende Ereignisse wie z. B. ein Arztbesuch erlebt. Stellen Sie sich vor, die Information, dass der demenzkranke Herr Schnupf zum Arzt muss, wurde erst gestern gegeben. Der Arzttermin ist somit eine neue Information, die ja eigentlich vergessen werden müsste. Trotzdem kann er sich an die Information, dass ein Arztbesuch ansteht, erinnern und fragt immer wieder »Wann müssen wir denn zum Arzt?« Wahrscheinlich ist dieses anstehende Ereignis für den demenzkranken Herrn Schnupf sehr gefühlsintensiv, er hat vielleicht Angst, dass er überfordert sein wird, dass er die Treppen zur Arztpraxis nicht bewältigen kann oder stürzt. Vielleicht hat er auch Angst, die Fragen des Arztes nicht beantworten zu können oder die Toilette in der fremden Umgebung nicht rechtzeitig zu erreichen.

Ein Arztbesuch oder vergleichbare Ereignisse können von einem Menschen mit Demenz so gefühlsintensiv erlebt werden, dass diese neue Information noch abgespeichert und behalten wird. Die immer wiederkehrende Frage, wann man denn zum Arzt müsse, ist also nicht nur die Schwäche, dass die gegebene Antwort vergessen wurde, sondern auch eine Leistung, denn ein Teil der Information ist trotz aller Schwierigkeiten behalten worden. Wenn wir wissen, dass das anstehende Ereignis beängstigend ist, können wir auf die wiederkehrende Frage mit Trost und Beistand reagieren: »Ich begleite dich zum Arzt. Das schaffen wir gemeinsam! Ich bin bei dir.«

4.3.2 Kommunikationswege: Stärken fördern, Schwächen umgehen

Im Folgenden werden Wege zur Erleichterung der Kommunikation mit demenzkranken Menschen vorgestellt. Die vorgestellten Kommunikationswege bauen auf den eben erläuterten Stärken und Schwächen von Menschen mit Demenz beim Empfangen von Informationen auf. Sie zielen zum einen darauf ab, die vorhandenen Stärken demenzkranker Menschen zu fördern, um Erfolgserlebnisse und Wohlbefinden zu schaffen. Zum anderen sollen diese Kommunikationswege helfen, die Schwächen demenzkranker Menschen zu umgehen, um Misserfolge, Frustration und Rückzug zu vermeiden.

Präsenz zeigen

Um die Aufmerksamkeit eines Menschen mit Demenz zu gewinnen, ist es wichtig, zunächst einmal präsent zu sein. Die betroffene Person muss die Chance bekommen, zu merken, dass sie angesprochen bzw. dass Kontakt mit ihr aufgenommen wird. Hierzu stehen uns verschiedene verbale, aber auch körpersprachliche Kommunikationswege zur Verfügung.

Präsenz zeigen: Voraussetzung für das Zustandekommen der Kommunikation

■   **Sich zeigen, ins Blickfeld treten**

Es ist meist hilfreich, einen Menschen mit Demenz von vorne anzu-sprechen, damit er sieht, wer mit ihm spricht. Wenn wir beispiels-weise herumlaufen und Dinge erledigen oder den Kopf von unserem Gegenüber abgewendet haben, so fällt es einem Menschen mit De-menz schwer, zu merken, dass wir gerade mit ihm sprechen. Wenn wir nahe bei ihm stehen oder sitzen, kann er uns besser sehen und auch besser verstehen und bekommt die Chance, zu merken, dass unsere Aufmerksamkeit auf ihn gerichtet ist.

■   **Blickkontakt aufnehmen, in Augenhöhe gehen**

Blickkontakt signalisiert, dass unsere Aufmerksamkeit unserem Gegenüber gilt und hilft somit, auch dessen Aufmerksamkeit zu ge-winnen. Wem man direkt in die Augen schaut, dem gibt man zu ver-stehen, dass man mit ihm in Kontakt treten möchte. Blickkontakt kann Aufmerksamkeit gewinnen – nicht nur bei Menschen mit De-menz. Blickkontakt ist in der Regel der erste Schritt, um eine Kommu-nikation zu beginnen, die von Wertschätzung geprägt ist.

Die aufmerksamkeitsgewinnende Wirkung von Blickkontakt kann bei Menschen mit Demenz noch unterstützt werden, indem man sich mit dem Gesicht auf die Augenhöhe des Kommunikations-partners begibt. Augenhöhe kann dabei doppeldeutig verstanden werden. Augenhöhe kann heißen, dass wir uns zu den Menschen mit Demenz setzen, um die Augen auf der gleichen Höhe zu haben. Es kann aber auch heißen, dass wir durch unseren Tonfall, unsere Körpersprache und Wortwahl signalisieren, dass wir nicht »von oben herab« mit dem betroffenen Menschen kommunizieren, sondern auf einer Ebene – mit Wertschätzung sowie Anerkennung der Leistungen und Qualitäten des Gegenübers.

Auch Gesunde reagieren verunsichert, wenn der Gesprächspart-ner den Blicken ausweicht. Bei Menschen mit Demenz gilt: Verunsi-cherung löst Angst aus und Angst macht verwirrt. Der Blickkontakt erleichtert den betroffenen Menschen, ihre Aufmerksamkeit auf den Sprecher zu verlagern und auch auf ihn gerichtet zu lassen. Blick-kontakt gibt dem Gegenüber zudem Sicherheit und kann beruhigend wirken.

■   **Mit Namen ansprechen**

Mit dem Vornamen ansprechen

Unser eigener Vorname ist ein sogenannter »Aufmerksamkeitstrig-ger« mit starker persönlicher Relevanz. Stellen Sie sich einmal vor, Sie sind auf einem großen Volksfest – überall Menschen, Lärm, Ge-dränge und Stimmengewirr. Sie können kaum verstehen, was Ihr Begleiter zu Ihnen sagt, weil es so laut ist. Doch plötzlich erklingt hinter Ihnen – Ihr Name! Egal, welcher Trubel herrscht, den eigenen Namen hören wir aus dem größten Stimmengewirr heraus. Diese auf-merksamkeitsgewinnende Wirkung des Namens gilt insbesondere für den Vornamen. Für den Nachnamen ist der Effekt deutlich reduziert. Nicht nur gesunden, auch demenzkranken Menschen kann die Ansprache mit dem eigenen Namen helfen zu merken, dass mit ihnen geredet wird. Dies hilft ihnen auch, ihre Aufmerksamkeit von einem anderen Reiz loszulösen (z. B. von einem angeschalteten Fernseher) und auf den Sprecher zu verlagern. Hierfür brauchen Menschen mit Demenz aber Zeit. Bevor wir weiterreden, ist es daher sinnvoll, eine kleine Pause zu machen.

Verschiedene Sinne nutzen

Es kann Menschen mit Demenz helfen, wenn nicht nur das Hören zur Aufmerksamkeitsgewinnung genutzt wird, sondern auch das Sehen – indem wir ins Blickfeld treten (▶ siehe oben) und das Fühlen – indem wir den Menschen mit Demenz berühren.

- Berühren

Wenn wir z. B. die Hand des betroffenen Menschen halten oder unsere Hand auf seine Schulter legen, lassen wir ihn nicht nur hören, sondern auch fühlen, dass jemand mit ihm spricht. Das kann dabei helfen, die Aufmerksamkeit des Menschen mit Demenz zu gewinnen. Es kann dem erkrankten Menschen zudem helfen, seine Aufmerksamkeit von einem anderen Reiz, zum Beispiel dem Fernseher, loszulösen und auf den Gesprächspartner zu verlagern.

Personen im späten Stadium der Demenz haben häufig Schwierigkeiten mit dem Sehen und Hören. Über diese Sinne können sie also nur noch schwer Anreize und Informationen erhalten. Viele haben aber trotzdem das Bedürfnis, die Gegenwart eines anderen Menschen zu spüren. Berührung kann ein Gefühl von Sicherheit vermitteln. Durch z. B. Handhalten kann vermittelt werden, dass wir für den Menschen mit Demenz da sind. Bevor jemand berührt wird, sollten wir uns der Person von vorne nähern, um sie nicht zu erschrecken. Aber nicht jeder will berührt werden! Der persönliche Raum eines Menschen muss respektiert werden – das gilt natürlich nicht nur für den Raum des erkrankten Menschen, sondern auch für den eigenen persönlichen Raum.

> Bei Berührungen den persönlichen Raum respektieren

- Bevorzugtes Sinnesorgan erkennen

Verschiedene Sinne können nicht nur zur Aufmerksamkeitsgewinnung genutzt werden, sondern auch, um das Wohlbefinden des Menschen mit Demenz zu fördern. Hierfür kann es hilfreich sein, das bevorzugte Sinnesorgan einer Person zu erkennen.

Viele Leute bevorzugen ein bestimmtes Sinnesorgan. Für manche sind das die Augen, für andere der Geruchssinn oder der Tastsinn. Wenn man das bevorzugte Sinnesorgan eines Menschen kennt, kann man damit leichter Vertrauen aufbauen. Um herauszufinden, welches Sinnesorgan eine Person bevorzugt, muss man genau zuhören und beobachten. Eine Möglichkeit, es herauszufinden, besteht darin, die Person zu bitten, dass sie eine Begebenheit in der Vergangenheit denkt und sie beschreibt. Oft enthüllt bereits der erste Satz das bevorzugte Sinnesorgan. Beispiel: »Vom Dachboden meines Großvaters

> Außer Sehen und Hören andere Sinne integrieren

aus konnte man ganz wundervoll die Berge sehen!« Hier sind vermutlich die Augen das bevorzugte Sinnesorgan.

- ▪ **Bevorzugtes Sinnesorgan nutzen**

Um Vertrauen aufzubauen, ist es hilfreich, solche Wörter zu verwenden, die das bevorzugte Sinnesorgan des Menschen mit Demenz ansprechen.

- ▪ **Musik einsetzen**

Menschen mit Demenz im mittleren bis späten Stadium können manchmal nicht mehr sprechen, aber können ohne Weiteres ein Gute-Nach-Lied von Anfang bis Ende singen. Wir können daher häufig über Musik mit demenzkranken Personen kommunizieren. Wenn wir nicht mehr mit der Person sprechen können, können wir trotzdem noch mit ihr singen. Viele alte Volkslieder transportieren Informationen auf der Gefühls- und Beziehungsebene. So kann man zum Beispiel auch das Verständnis einer Situation fördern, in dem das passende Lied angestimmt wird – vor einem Spaziergang mag das vielleicht »Im Frühtau zu Berge« sein, vorm Zubettgehen erleichtert vielleicht »Guten Abend, Gute Nacht« die Orientierung, dass nun Schlafenszeit ist.

- ▪ **Aufgaben nacheinander machen**

Vermeiden: mehrere Dinge gleichzeitig zu tun

Ein Mensch mit Demenz hat Schwierigkeiten, mehrere Dinge gleichzeitig zu tun. Wir müssen versuchen, möglichst wenige Aufgaben gleichzeitig von Menschen mit Demenz zu verlangen. Hierbei ist es gar nicht so einfach und selbstverständlich festzustellen, was man alles als Aufgabe verstehen kann. Beispielsweise stellt ein angeschaltetes Radio für einen Menschen mit Demenz schon eine zu bewältigende Aufgabe dar. Auch Laufen ist eine Aufgabe.

Dinge nacheinander erledigen: zuerst hinsetzen, dann erst reden

Für gesunde Menschen ist es völlig selbstverständlich, mehrere Dinge gleichzeitig zu erledigen. Man stelle sich nur einmal vor, zwei Personen gehen miteinander spazieren, beide reden, hören dem anderen zu, machen sich Gedanken über das Gesagte, nehmen gleichzeitig den Weg wahr, eventuelle Hindernisse werden umgangen, der Straßenverkehr wird beachtet, parallel nimmt man aus dem Augenwinkel die Passanten war, grüßt vielleicht eine bekannte Person. All diese Aufgaben erledigen gesunde Menschen gleichzeitig und in der Regel ohne Schwierigkeiten. Die Aufmerksamkeitskapazitäten eines Menschen mit Demenz sind manchmal schon völlig damit erfüllt, einen Fuß vor den anderen zu setzen. Hier sind keine Kapazitäten mehr übrig, um parallel noch auf den Weg zu achten oder ein Gespräch zu führen. Solche Aufmerksamkeitsschwierigkeiten können (neben u. a. Wahrnehmungsstörungen und auch körperlicher Schwäche) manchmal Mitschuld an Stürzen sein. Beispielsweise passiert es nicht selten, dass ein Hindernis nicht mehr wahrgenommen werden kann, weil die ganze Aufmerksamkeit auf die Bewegung der Beine gerichtet ist.

Um Menschen mit Demenz zu ermöglichen, Aufgaben erfolgreich zu bewältigen, ist es wichtig, die Anforderungen möglichst zu entzerren und wann immer es möglich ist, Aufgaben nacheinander zu erledigen. Das kann beispielsweise heißen, dass man sich hinsetzt, bevor man miteinander redet.

▪ **Zeit einplanen, Pausen machen**

Vor 2 Jahren wurde bei Herrn Plan eine leichte demenzielle Erkrankung vom Typ Alzheimer diagnostiziert. Seitdem besucht er gemeinsam mit seiner Frau halbjährlich die Gedächtnissprechstunde der Universitätsklinik, um den Verlauf der Erkrankung zu erfassen und die Medikation entsprechend anzupassen. Frau Plan bittet immer um einen Termin um 11 Uhr, da sie weiß, dass ihr Mann vormittags deutlich fitter und besser gestimmt ist als nachmittags. In den letzten beiden Jahren hat sich ein geregelter Ablauf dieser Arztbesuche eingestellt. Frau Plan teilt ihrem Mann stets um 10 Uhr mit: »Hans, wir müssen in einer halben Stunde los, mach dich bitte fertig zum Weggehen.« Herr Plan geht daraufhin ins Badezimmer, zieht sich dann seine Jacke und seine Schuhe an und die beiden verlassen pünktlich um 10.30 Uhr das Haus. In den letzten Monaten ist die Demenz von Herrn Plan aber deutlich fortgeschritten – und heute ist alles anders als sonst.

Herr Plan reagiert auf die Ansage seiner Frau gar nicht, bleibt zunächst sitzen. Seine Frau scheint ihm jeden einzelnen Schritt neu benennen zu müssen: »Musst du noch mal zur Toilette?«, »Zieh bitte deine Schuhe an«, »Zieh bitte deine Jacke an«… Herr Plan braucht viel mehr Zeit für alle seine Handlungen, Frau Plan wird unruhig, drängelt ihn zur Eile: »Beeil dich!«. Aber jede Aufforderung scheint Herrn Plan nur noch verwirrter, aufgeregter und langsamer zu machen. Die Schuhe fallen ihm erst aus der Hand, dann kommt er in den Schuh ohne die Hilfe seiner Frau nicht hinein und bindet schließlich auch die Schleife falsch. Der Termin um 11 Uhr kann nicht eingehalten werden. Die beiden erreichen mit einer Stunde Verspätung die Gedächtnisambulanz. Frau Plan merkt sich: »Beim nächsten Mal plane ich viel mehr Zeit ein. Lieber sitzen wir ein bisschen länger im Wartezimmer, als dass ich meinen Mann durch meine Eile so unter Druck setzen muss. Das spart meinem Mann Stress, aber vor allem auch mir selbst.«

Viel Zeit einplanen und nicht hetzen

Ein Mensch mit Demenz braucht für Handlungen mehr Zeit als eine gesunde Person. Im Beispiel benötigt Herr Plan sehr viel Zeit, um seine Schuhe anzuziehen – und auch bei bestem Willen kann er diese Handlung nicht schneller ausführen. Die Schuhe anzuziehen ist für den erkrankten Mann eine schwierige Aufgabe – eine Herausforderung. Aufforderungen wie »Beeil dich!« können frustrieren, denn der demenzkranke Mensch **kann** ja eben nicht schneller.

Versetzen Sie sich einmal in Ihre Schulzeit zurück: Sie sitzen in einem Mathematiktest, die Aufgaben sind so schwer, dass Sie ins Schwitzen geraten, aber die Zeit wird knapp und neben Ihnen steht

Verwirrung als Zeichen der Überforderung

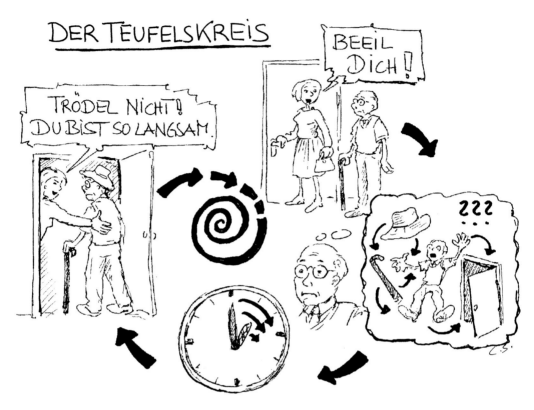

schon der Lehrer, zeigt mit dem Finger auf die Uhr und sagt: »Beeil dich!« Was meinen Sie? Hätte dieser Hinweis dazu beigetragen, dass Sie die Aufgabe schneller erfolgreich beenden können? Oder hätte er eher bewirkt, dass Sie noch mehr Zeit benötigen bzw. irgendwann erfolglos die Aufgabe abbrechen müssen, weil Ihnen die Aufgabe plötzlich nur noch wirr erscheint?

Verwirrung ist häufig ein Zeichen von Überforderung – gerade bei Menschen mit Demenz kann Überforderung die demenzielle Symptomatik verschlimmern. Aufgaben, die normalerweise keine Probleme bereiten, können unter Stress nicht mehr erfolgreich erledigt werden (□ Abb. 4.4). Es ist wichtig, einem Menschen mit Demenz so viel Zeit wie nötig zu lassen. Vermitteln Sie ihm Sicherheit und zeigen Sie ihm Ihre Wertschätzung. Wir müssen einer demenzkranken Person für jede einzelne Aufgabe möglichst viel Zeit geben und Pausen machen, denn Stress kann die Verwirrung des Erkrankten akut steigern. Und Verwirrung kostet wiederum Zeit – daher gilt nicht nur in der Kommunikation mit demenzkranken Menschen: »Wenn du es eilig hast, gehe langsam.«

■ **Die Situation von zu vielen Reizen entlasten**
Stellen Sie sich vor, eine Familie sitzt gemeinsam am Esstisch. Parallel laufen zwei Gespräche und das Radio ist eingeschaltet. Dies stellt für einen Menschen mit Demenz, der nicht mehr zwischen wichtigen und unwichtigen Informationen filtern kann (■ Abb. 4.1), eine Überlastung dar. Wir sollten versuchen, die Situation von Reizen zu entlasten. Beispielsweise könnten wir das Radio ausschalten und versuchen, jeweils nur ein Gespräch am Tisch zu führen. Wenn Menschen mit Demenz etwas nicht verstehen, ist das nicht unbedingt ein Problem der Schwerhörigkeit. Das Gehirn kann oft die Vielzahl an Informationen nicht mehr verarbeiten, der »Sortierer im Gehirn« ist sozusagen überfordert, sodass keine der vielen einströmenden Informationen verstanden wird.

■ **Selbstbestimmung wahren, wo immer es geht**
Wenn man der Meinung ist, z. B. ein eingeschalteter Fernseher ziehe die Aufmerksamkeit eines Menschen mit Demenz ab, so ist es sehr wichtig, nicht einfach über den Kopf des demenzkranken Menschen hinweg zu entscheiden, dass die überfordernde Reizquelle ausgeschaltet wird. Menschen mit Demenz werden notgedrungen häufig in ihrer Selbstbestimmung eingeschränkt. Man denke nur daran, dass es z. B. in einem Pflegeheim logistisch gar nicht möglich wäre, jedem Menschen genau dann Essen aufzutischen, wenn er gerade Hunger hat. Erwachsene Menschen, die ihr Leben lang selbst bestimmen konnten, wann sie essen, wann sie schlafen gehen, wann sie sich waschen, kriegen die Abfolge dieser alltäglichen Verrichtungen plötzlich vorgegeben. Der Entzug der Selbstbestimmung kann frustrieren, weh tun, traurig und auch wütend machen. Kein Wunder also, dass manche demenzkranken Menschen – genau wie gesunde Menschen – wütend werden, wenn man über ihren Kopf hinweg den Fernseher einfach so ausschaltet, ohne sie zu fragen oder zumindest einzubeziehen. Eine wütende Reaktion darf in einem solchen Moment keinesfalls als »dementes Verhalten« abgetan werden, sondern ist oft eine ganz menschliche und gesunde Reaktion auf eine Einschränkung der Selbstbestimmung.

Den Menschen mit Demenz wenn möglich selbst bestimmen lassen

■ **Ruhiger Tonfall, stimmlich beruhigen**
Ein betont ruhiger Tonfall kann demenziell Erkrankte beruhigen. Es liegt nicht an der Lautstärke, wenn die erkrankte Person nicht sofort versteht. Lautes Ansprechen erschreckt sie eher und verstärkt ihre Verwirrtheit. Wenn wir auch in lauten Situationen bewusst leise sprechen, verringern wir nicht nur bei der erkrankten Person, sondern auch bei uns selbst die Aufregung. Erheben Sie nicht die Stimme nur deswegen, weil die demenzkranke Person dies tut. Lautes Sprechen verwirrt unnötig.

Geeignet: ruhiger, klarer und sanfter Tonfall

- **Klar, sanft und liebevoll sprechen**

Ungeduldiges und unfreundliches Sprechen führt bei Menschen mit Demenz oft dazu, dass sie zornig werden oder sich zurückziehen. Hohe sanfte Klänge sind wiederum für ältere Leute schwer zu hören. Es ist meist hilfreich, wenn man mit einer klaren, sanften und liebevollen Stimme spricht. Manchmal führt eine solche Stimme auch dazu, dass Erinnerungen an eine geliebte Person wieder wach werden. Das kann helfen, Stress abzubauen.

- **Das Gesagte wiederholen**

Wenn die Mitteilung nicht sofort verstanden wird, sollten wir den Satz genauso noch einmal wiederholen. Eine Umformulierung ist dabei in der Regel nicht hilfreich, sondern erschwert das Verständnis. Eine neue Formulierung erscheint dem Menschen mit Demenz manchmal wie eine neue Information.

Auf den Punkt bringen

- **Gesprächsthema ankündigen**

Erklären, worüber man sprechen möchte

Manchmal möchte man über ein Thema sprechen, das sich etwas länger ausdehnt oder das kompliziert ist. Hier kann es hilfreich sein, der betroffenen Person zunächst zu erklären, worüber man sprechen möchte. Beispielsweise: »Ich möchte über Ihren Umzug sprechen.« So kann man das Thema bestimmen und der Person helfen, in das Thema einzusteigen.

Stellen Sie sich vor, Sie sind im Ausland – vielleicht in Frankreich. Sie haben in der Schule ein wenig Französisch gelernt und sitzen nun in einer Runde mit Franzosen, die laut durcheinander reden. Sie haben keine Ahnung, wovon geredet wird und können die wenigen Wortstückchen, die Sie verstehen, nicht sinnvoll zusammenfügen. Nun flüstert Ihnen Ihr Nachbar zu, worüber gesprochen wird: »Es geht um die Hochzeit von Pierre und Chantal letzte Woche.« Mit dieser Information geben Wortstückchen plötzlich Sinn und Sie können – auch wenn Sie nicht alles verstehen – doch zumindest ein wenig besser dem Gespräch folgen.

- **Kurze, einfache Sätze**

Doppeldeutigkeiten und komplizierter Satzbau sowie lange Sätze bereiten Menschen mit Demenz schon früh Probleme. Einfache und kurze Sätze können jedoch noch sehr lange verstanden werden.

- **Deutlich und langsam sprechen**

Nicht laut, sondern deutlich und langsam sprechen

Wenn Menschen mit Demenz etwas nicht verstehen, dann erheben viele die Stimme und sprechen lauter. Denn wir haben ja gelernt, dass, wenn jemand etwas nicht verstanden hat, er es nicht richtig gehört hat. Bei Menschen mit Demenz liegt es aber in der Regel nicht an der Lautstärke, dass eine Information nicht verstanden wird, sondern an den Worten an sich. Die Inhalte einer Nachricht bereiten Schwierigkeiten, während der Beziehungsaspekt (die emotionale Botschaft zwischen den Zeilen) noch bis ins späte Stadium der Demenz sehr gut verstanden wird. Wenn wir nun die Stimme erheben und laut sprechen, damit der demenzkranke Gesprächspartner uns besser versteht, so ändert das nichts daran, dass er den Sinn der Worte nicht begreift. Es ändert aber etwas an der emotionalen Botschaft, die er wahrnimmt. Denn wenn jemand laut spricht, bedeutet das in der Regel, dass er wütend oder streng ist. Das kann einen Menschen mit Demenz verwirren. Denn er ist auf die Botschaften zwischen den Zeilen angewiesen, um sein Gegenüber zu verstehen. Statt laut zu sprechen sollte man daher eher deutlich und langsam sprechen. Das ist leichter gesagt als getan und bedarf sicherlich einiger Übung. Die Kunst ist es, nicht zu leise und nicht zu laut, aber deutlich, langsam und liebevoll zu sprechen.

- **Nur ein prägnanter Inhalt pro Satz**
Eben wurde gesagt »kurze, einfache Sätze« sollen verwendet werden. Aber was heißt das eigentlich? Wann ist ein Satz kurz, wann ist er lang? Eine Hilfestellung hierbei kann sein, dass man pro Satz nur einen wichtigen, prägnanten Inhalt formulieren sollte. Wenn ein Satz mehrere Informationen gleichzeitig transportiert, kann das einen Menschen mit Demenz überfordern.

NICHT: »Stell dir vor, Hilde, eben hat deine Freundin Sophie, die nach Frankreich gezogen ist, angerufen, um dir ausrichten zu lassen, dass sie nächste Woche zu Besuch kommt und auch ihre Enkelkinder mitbringt.«

SONDERN: »Hilde? – Sophie hat angerufen. – Aus Frankreich. – Sophie wird dich besuchen. – Sie kommt nächste Woche. – Sie bringt ihre Enkelkinder mit.«

- **Wichtige Wörter betonen**
Der eben genannte prägnante Inhalt im Satz kann noch einmal hervorgehoben werden, indem wichtige Wörter im Satz betont werden, z. B.: »SOPHIE hat angerufen.« Oft sind es nur einzelne Worte in einem Satz, die die eigentlich relevante Information transportieren. Wenn diese relevante Information betont wird, kann das die Aufmerksamkeit auf den Kern des Satzes lenken und so das Verstehen der Mitteilung erleichtern.

- **Inhaltliche Mehrdeutigkeiten vermeiden**
Ausdrücke, die über die rein wörtliche Bedeutung hinausgehen, werden inhaltlich oft nicht mehr verstanden. Ironie, Sprichwörter und Mehrdeutigkeiten bereiten hier Probleme. Wenn es um das Verständnis inhaltlicher Informationen geht, sollten Mehrdeutigkeiten daher vermieden werden, z. B.: »Wir können heute nicht spazieren gehen, es regnet junge Hunde.« Eindeutige Wörter erleichtern demenzkranken Menschen das Verstehen, z. B. »Es regnet stark!«

Auch Sätze wie »Deck den Tisch!« sind inhaltliche Mehrdeutigkeiten, denn sie beinhalten viele Unterschritte, die aus der komplexen Anweisung herausgehört werden müssen. Wenn dem demenzkranken Menschen die Unterschritte nacheinander benannt werden, hat er eine Chance, die Aufgabe erfolgreich auszuführen, z. B. »Holst du bitte die Teller aus dem Schrank?« Wenn die betroffene Person die Teller in der Hand hat, kann die nächste Anweisung erfolgen: »Kannst du bitte die Teller auf den Tisch stellen?« usw.

- Sprichwörter, Volksweisheiten und Lieder für emotionale Informationen nutzen

Um emotionale Informationen weiterzugeben, können Sprichwörter, Volksweisheiten und Liedtexte hilfreich sein. Auch wenn die inhaltliche Bedeutung (häufig mehrdeutig) oft nicht mehr verstanden wird, transportieren sie doch eine emotionale Botschaft, die der aktuellen Generation der Menschen mit Demenz sehr vertraut ist.

- Positiv ausdrücken

Negativ-Formulierungen meiden

Worte wie »nicht«, »keiner« oder »niemand« werden besonders bei Aufregung leicht überhört. Vom Hinweis: »Niemand will Dir wehtun«, nimmt der demenzkranke Mensch vielleicht nur den Begriff »wehtun« wahr. Folglich bewirkt die Mitteilung genau das Gegenteil von dem, was wir eigentlich aussagen wollten. Es ist daher sinnvoll, gerade in aufregenden Situationen auf Negativ-Formulierungen zu verzichten. Stellen Sie sich z. B. vor, ein demenzkranker Pflegeheimbewohner soll geduscht werden, ist sehr aufgeregt und wehrt sich gegen die Pflegehandlung. Statt zu sagen: »Ich will Ihnen nicht WEH TUN«, ist es oft hilfreich, sich positiv auszudrücken und beruhigende Worte zu verwenden, z. B. »Ich will Ihnen GUTES tun.«

Erfolgserlebnisse schaffen

Hans Kellner ist demenzkrank, aber körperlich gesund. Seine Frau Hilde hingegen ist nach einem Sturz, bei dem sie sich den Oberschenkelhals gebrochen hat, körperlich stark eingeschränkt. Beide wohnen seit dem Unfall von Frau Kellner in der Wohnung ihrer Tochter. Obwohl Hans Kellner körperlich noch relativ fit ist, sitzt er meist apathisch im Wohnzimmer.
Herr Kellner hat früher mit seiner Frau ein kleines Restaurant betrieben, in dem er vor allem die Rolle des Oberkellners mit Begeisterung ausgeübt hat. Die Tochter weiß, dass ihm dieser Beruf viel Freude bereitet hat. Sie möchte ihn ein wenig aktivieren, drückt ihm ein Glas Wasser in die Hand und bittet ihn, dieses Glas seiner Frau zu bringen. Herr Kellner läuft in die richtige Richtung los. Das Glas Wasser kommt allerdings nicht

bei seiner Frau an. Der demenzkranke Mann hat auf dem Weg seinen Arbeitsauftrag vergessen. Die Tochter findet ihn, wie er gerade glückselig mit dem Glas Wasser die Blumen gießt.

- ■ Nicht korrigieren

Im Fallbeispiel hat Herr Kellner den eigentlichen Arbeitsauftrag falsch ausgeführt. Ihm selbst ist das aber sicherlich nicht bewusst. In seiner Wahrnehmung hat er wahrscheinlich ordnungsgemäß und fleißig die Blumen gegossen. Eine Korrektur wie: »Aber Papa, das Glas Wasser solltest du doch Mama bringen!«, würde den demenzkranken Mann sinnlos frustrieren und aus seiner positiven Erfolgsstimmung herausreißen.

Insgesamt gilt, dass Korrekturen, wann immer es geht, vermieden werden sollten. Auch wenn Menschen mit Demenz sich z. B. bei der Hausarbeit beteiligen, so ist es wichtig, zu akzeptieren, dass die Handtücher vielleicht nicht ganz akkurat zusammengelegt sind oder der Tisch nicht so gedeckt ist, wie man es selbst machen würde. Entscheidend ist, dass Menschen mit Demenz aktiv bleiben, sich wichtig und gebraucht fühlen und zum gemeinsamen Leben selbstständig etwas beitragen können. Korrekturen frustrieren und führen auf kurz oder lang dazu, dass die Betroffenen sich nicht mehr trauen, sich einzubringen. Sie haben Angst, etwas falsch zu machen. Aktiv sein und sich wert und gebraucht fühlen ist jedoch wichtig für das Wohlbefinden eines Menschen mit Demenz und kann auch den Verlauf der Erkrankung günstig beeinflussen.

Korrekturen vermeiden, sie frustrieren nur

- ■ Leistungen wertschätzen

Statt die Leistung von Herrn Kellner im Fallbeispiel zu korrigieren, kann sie durchaus auch wertgeschätzt werden. Denn das Glas Wasser kommt zwar nicht bei seiner Frau an, wie ursprünglich beabsichtigt, aber die ausgeführte Handlung ist ja durchaus auch sinnvoll und eine Leistung. »Wunderbar! Danke, dass du die Blumen gegossen hast! Das war schon lange überfällig!« Eine solche Reaktion kann den demenzkranken Mann bestätigen und Mut geben, sich wieder in die täglich anfallenden Arbeiten einzubringen.

- ■ Selbstständigkeit und Selbstbestimmung stützen

Wer das Gefühl hat, noch selbstständig und selbstbestimmt handeln zu können, der kann auch Selbstwert empfinden. Beim Einbezug von Menschen mit Demenz in den Alltag ist zum einen wichtig, nicht einzugreifen, wenn es nicht ganz so läuft, wie man es sich vorstellt – d. h. also beispielsweise auch, langsames Handeln »auszuhalten« und nicht sofort zu helfen. Die Handlung dauert vielleicht länger als bei gesunden Menschen, die selbstständige Fertigstellung ist aber wichtig, um Selbstwert und Erfolg zu erleben.

Zum anderen ist auch wichtig, dass der demenzkranke Mensch selbst bestimmen kann, ob er sich einbringen möchte. Antworten wie:

Den Menschen mit Demenz selbst machen und selbst entscheiden lassen

»Ach nein, dazu habe ich jetzt keine Lust.«, können auch eine Schutzreaktion sein und ein Versuch, die Fassade aufrecht zu erhalten. Vielleicht weiß die betroffene Person schon, dass sie diese Aufgabe überfordern wird und sie sie nicht erfolgreich ausüben kann. Eine nicht
ausgeführte Aufgabe, weil man keine Lust dazu hat, ist weniger be-
schämend, als eine Fehlleistung, weil man die Aufgabe nicht mehr bewältigen konnte. Wenn auch ein motivierendes, gutes Zureden nicht
überzeugen kann, dann sollte dieses nicht übermäßig in die Länge
gezogen, sondern akzeptiert werden. Wenn ein Mensch mit Demenz
regelmäßig die Beteiligung verweigert, könnte dies auch seine Umgebung dazu motivieren, die Aufgaben den Fähigkeiten des erkrankten Menschen anzupassen oder noch häufiger seine Leistungen zu
wertschätzen. Das kann dem erkrankten Menschen vielleicht wieder
neuen Mut geben, sich in den Alltag einzubringen. Insgesamt gilt:

> Fördern, nicht fordern!

Den Körper sprechen lassen

- **Zugewandte Körperhaltung**

Durch unsere Körperhaltung können wir Informationen senden. Wir
können z. B. Zugewandtheit, Zuneigung und Wertschätzung signalisieren und dem Menschen mit Demenz so Sicherheit geben. Schon
eine ruhige Ausstrahlung kann eine erkrankte Person entlasten.

- **Zuneigung, Verständnis und Wertschätzung signalisieren**

Verständnis und Wertschätzung können wir z. B. signalisieren, indem
wir Blickkontakt halten und eine zugewandte Körperhaltung einneh-
men. Menschen mit Demenz sind für emotionale Untertöne besonders empfänglich und reagieren entsprechend. Das Verhalten von
Personen im sozialen Umfeld demenzkranker Menschen, etwa ihr
Gesichtsausdruck, ihre Stimmlage, ruft bei den Erkrankten Emotionen hervor. Sie merken, ob wir ihnen rein formal begegnen und nur
so tun oder ob sie tatsächlich unsere Aufmerksamkeit, Zuwendung
und Wertschätzung inne haben. Menschen mit Demenz besitzen eine
große Sensibilität für Atmosphäre und Stimmungen.

- **Zusammenpassendes, kongruentes Verhalten**

Verbale Aussagen müssen mit der nonverbalen Mitteilung übereinstimmen

Oft reagieren Menschen mit Demenz nicht auf den Inhalt, sondern
auf die darin mitschwingenden Gefühle. Demenzkranke Personen
bekommen viel mit und reagieren eher auf das »Wie« und nicht so
sehr auf das »Was« des Gesagten. Deswegen müssen wir darauf achten, dass das, was wir sagen, auch so gemeint ist und in unserer Körperhaltung, Mimik und Gestik zum Ausdruck kommt. Unser Verhalten muss kongruent sein, d. h., es muss zusammenpassen. Wer sagt:
»Ich hab dich lieb!«, der muss dies auch fühlen und nonverbal zum
Ausdruck bringen. Signalisiert die Person nonverbal stattdessen z. B.
Ungeduld, so führt dies zu einer unverständlichen Doppelbotschaft.

Achtung wahren!

- **Keine Baby-Sprache!**

Ein Abgleiten in Babysprache erniedrigt eine Person und verletzt ihre Würde als erwachsener Mensch. Ein demenziell Erkrankter muss als erwachsener Mensch geachtet und behandelt werden. Auch einfache, klare Sätze können im Tonfall eines Erwachsenen und auf einer Augenhöhe vermittelt werden.

- **Offen reden**

Wir dürfen niemals mit anderen über den Kopf einer demenzkranken Person hinweg über sie sprechen oder uns mit anderen durch heimliche Zeichen verständigen. Wir wissen nie, was die erkrankte Person versteht und wie tief sie durch solche Formen der Entmündigung verletzt wird. Die Regel ist:

> ❯ MIT dem demenzkranken Menschen reden, nicht ÜBER ihn!

Stellen Sie sich vor, Sie liegen in einem Krankenhausbett. Neben Ihnen stehen Ärzte und Pflegekräfte, die sich über Sie unterhalten. Sie hören immer wieder Ihren eigenen Namen, aber die Worte, die gesprochen werden, können Sie nicht verstehen. Die Worte wirken wie eine fremde Sprache. Die Ärzte und Pflegekräfte schauen Sie nicht an, beziehen Sie nicht mit ein. Sie verlassen den Raum, ohne Sie darüber informiert zu haben, was denn überhaupt gesprochen wurde. Welche Gefühle spüren Sie bei diesem Gedanken?

Oder stellen Sie sich vor, Sie sitzen am Esstisch und Ihre Kinder sind zu Besuch. Ihr Ehepartner nennt immer wieder laut und scheinbar ärgerlich Ihren Namen, ohne Sie in das Gespräch einzubeziehen. Sie scheinen gar nicht mehr Teil des Gespräches zu sein, sind irgendwie »außen vor«. Wie würde sich das wohl anfühlen?

Auch wenn Menschen im späten Stadium der Demenz vielleicht nicht mehr die vollen Inhalte des Gesagten verstehen, so merken sie doch, dass über sie gesprochen wird. Sie spüren die emotionalen Untertöne. Es ist wichtig, in solchen Momenten den demenzkranken Menschen in das Gespräch mit einzubeziehen. Auch wenn die Augen vielleicht geschlossen sind und vermeintlich nichts mehr verstanden wird, kann schon eine direkte Ansprache und ein scheinbarer Einbezug in das Gespräch Trost spenden. Auf diese Weise kann das Gefühl vermittelt werden, dazu zu gehören und ernst genommen zu werden. »Das tut mir leid, Papa, dass du heute nicht schlafen konntest.«, oder »Herr Müller, das Fieber ist gesunken. Sie sind bald wieder gesund.«

Drahtseilakte

Auch beim »Stärken fördern, Schwächen umgehen« beim Empfangen von Informationen gibt es immer wieder Drahtseilakte, bei denen nicht sicher ist, welche Herangehensweise die richtige ist. Einige besonders kniffelige Drahtseilakte, die sich auf die eben genannten

Menschen mit Demenz würdevoll behandeln

Menschen mit Demenz direkt ansprechen, auch wenn sie scheinbar nicht verstehen

Kommunikationswege zur Förderung der Stärken des demenzkranken Empfängers beziehen, sollen im Folgenden kurz benannt werden.

▪ **Drahtseilakt: Mit Namen ansprechen**
Bei der Anrede mit dem Namen stellt sich für beruflich Pflegende die Frage, mit welchem Namen die erkrankte Person angesprochen wird, um die Aufmerksamkeit zu gewinnen. Bei manchen Menschen mit Demenz kann der Vorname deutlich zum Aufmerksamkeitsgewinn beitragen. Der Nachname hat längst nicht die gleiche aufmerksamkeitsgewinnende Wirkung wie der Vorname. Gerade bei demenzkranken Frauen ist der angeheiratete Name, der ja erst später angenommen wurde, manchmal in Vergessenheit geraten. Hier ist es zuweilen der Mädchenname, der noch erinnert wird und Aufmerksamkeit gewinnen kann. Der Vorname wird in der Regel noch bis ins späte Stadium der Demenz hinein erinnert.

Der Vorname ist aber in der Regel für beruflich Pflegende tabu, da die Achtung und Würde durch die Ansprache mit dem Nachnamen gewahrt werden soll. Wenn Angehörige merken, dass ihr erkranktes Familienmitglied von der Ansprache mit dem Vornamen profitiert, sollten sie die Pflegekräfte darauf aufmerksam machen und ganz konkret darauf hinweisen, dass in diesem Fall die Anrede mit dem Vornamen in Ordnung oder sogar gewünscht ist.

Wenn Pflegekräfte vermuten, dass der Gebrauch des Vornamens in einem individuellen Fall die Kommunikation erleichtern könnte, sollte dies mit den Angehörigen abgesprochen und gemeinsam beschlossen oder abgelehnt werden. Wichtig ist, dass in einem Alten-/Pflegeheim oder einer Demenzwohngemeinschaft nicht alle Bewohner mit Vornamen angesprochen werden, nur weil diese Art der Ansprache einem oder einigen Bewohnern gut tut. Für manche demenziell erkrankten Menschen ist es ganz im Gegenteil nämlich sehr wichtig, weiterhin mit dem Nachnamen angesprochen zu werden, da dies auch Respekt und Wertschätzung signalisieren kann.

▪ **Drahtseilakt: Berühren**
Berühren kann wichtig sein, um die Aufmerksamkeit eines Menschen mit Demenz zu erlangen und ihm ein Gefühl von Sicherheit zu vermitteln. Hierbei ist es aber entscheidend, die Privatsphäre eines jeden Menschen zu wahren. Nicht jeder lässt sich gern berühren.

▪▪ **Halböffentliche Stellen**
Manche Stellen eignen sich besser als andere, um Körperkontakt zur Aufmerksamkeitsgewinnung zu nutzen. So sind die meisten Menschen damit einverstanden, wenn man die Hände oder die Schultern berührt. Mit einem Augenzwinkern könnte man sagen, Hände und Schultern sind »halböffentlichen Stellen«. Um einen Menschen an den Knien oder am Kopf berühren zu dürfen, müssen wir schon ein deutlich innigeres Vertrauensverhältnis zu dem berührten Menschen haben.

■■ Privatsphäre

Zudem ist es natürlich auch wichtig, die eigene Privatsphäre zu wahren. Stellen Sie sich vor, eine Pflegerin hat von ihrer Kollegin erfahren hat, dass es einem bestimmten Bewohner gut tut, wenn er umarmt wird. Die Pflegerin ist aber selbst eher schüchtern und fühlt sich unwohl beim Umarmen fremder Menschen. Hier ist es wichtig, dass auch Pflegende auf ihre eigene Privatsphäre achten. Menschen mit Demenz spüren ohnehin, wenn sich das Gegenüber unwohl fühlt.

Privatsphäre von erkrankten und von pflegenden Menschen respektieren

■ Drahtseilakt: Kurze, einfach Sätze

Es ist gar nicht so leicht, kurze einfache Sätze so zu formulieren, dass sie trotzdem noch einem erwachsenen Menschen angemessen sind. Ein wertschätzender Tonfall kann hier entscheidend dazu beitragen, dass man auch mit einer einfachen Sprachwahl dem Gesprächspartner respektvoll begegnet.

❯ Der wichtigste Kommunikationsweg ist und bleibt

- das genaue Beobachten, um
- individuelle Stärken und Schwächen des einzigartigen Menschen mit Demenz zu erkennen und
- persönliche Kommunikationswege zu finden, die zu dem einzigartigen versorgenden Angehörigen, beruflich oder ehrenamtlich Pflegenden passen!

4.4 Perspektivübernahme oder Verhalten als Kommunikation

❯❯ Die beiden Freunde Fritz und Franz unterhalten sich. Fritz erzählt: »Oh weh, seit einiger Zeit habe ich wirklich Probleme mit dem Sehen. Alles ist irgendwie unscharf.« Antwortet Franz: »Ach kein Problem, das gleiche Problem hatte ich auch. Hier, ich schenke dir meine Brille. Ich sehe damit ganz hervorragend.« ❮❮

Auch wenn ein Mensch mit Demenz stundenlang erzählen könnte, würde sein Gesprächspartner niemals ein ebenso guter Experte für das Leben des Menschen mit Demenz, seine Sichtweise und Problemlage, seine aktuelle Stimmung und Situation werden wie der Mensch selbst. Auch wenn wir bildlich gesprochen versuchen, seine Brille aufzusetzen, um seine Perspektive übernehmen und die Welt aus seinen Augen sehen zu können, so sieht für uns die Welt durch diese Brille doch ganz anders und unscharf aus. Beim Versuch, die Perspektive eines anderen Menschen zu übernehmen (◨ Abb. 4.5), gilt daher immer:

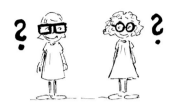

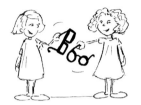

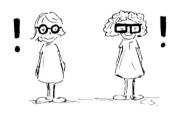

❏ **Abb. 4.5** Perspektivübernahme

Herausfordernde Stimmungen: Depressivität, Angst, Aggressionen

❯ Jeder Mensch hat einen guten Grund für seine Standpunkte und Verhaltensweisen. Durch seine Brille sieht er seine Welt klar und deutlich. Durch seine Brille ist sein Handeln für ihn verständlich und begründet.

4.4.1 Herausforderungen

Jeder Demenzverlauf ist einzigartig. Nicht jeder Mensch mit Demenz zeigt im Verlauf seiner Erkrankung die gleichen herausfordernden Stimmungen und Verhaltensweisen. Bestimmte Verhaltensweisen treten aber besonders häufig irgendwann im Verlauf einer Demenz auf. Diese sollen im Folgenden beschrieben werden, da es vor allem die herausfordernden Stimmungen und Verhaltensweisen sind, die es Pflegepersonen häufig schwer machen, sich in Menschen mit Demenz einzufühlen und ihre Perspektive zu übernehmen. »Warum ist der demenzkranke Bewohner aggressiv zu mir? Warum schlägt er mich? Warum beschimpft er mich? Wieso ist meine demenzkranke Mutter so ängstlich? Warum glaubt sie, dass ich sie bestehlen will?«

- Herausfordernde Stimmungen
- ▪ Depressivität

Depressivität ist ein anderer Ausdruck für Niedergeschlagenheit. Gemeint ist hier nicht das Krankheitsbild »Depression«, sondern eine schwächere Form der Niedergeschlagenheit. Diese tritt besonders im frühen Stadium der Demenz auf. Depressivität ist häufig ein Ausdruck von Machtlosigkeit. Besonders problematisch wird es, wenn aus der Depressivität eine Depression entsteht, das heißt, wenn die Stimmung sehr gedrückt ist und über einen längeren Zeitraum anhält. Kennzeichnend für eine Depression ist, dass die Person nicht mehr dazu in der Lage ist, etwas zu genießen. Für den depressiven Menschen hat das Leben keinen Reiz mehr.

- ▪ Angst

Vor allem in den Frühphasen der Erkrankung machen sich bei vielen Personen Ängste breit. Die Betroffenen merken, dass sie sich verändern, dass »irgendetwas« mit ihnen nicht mehr stimmt. Sie haben Angst vor gewohnten und ungewohnten Situationen.

- ▪ Aggression

Einige Menschen mit Demenz machen im Laufe der Erkrankung eine Persönlichkeitsveränderung durch. Personen, die immer friedliebend waren, werden plötzlich häufig aggressiv. Wir dürfen aber nicht vergessen, dass fast alle Menschen hin und wieder zornig sind. Es ist also ganz natürlich, dass auch Menschen mit Demenz manchmal wütend sind. Aggression ist kein notgedrungenes Merkmal der Demenz. Aggression kann auch einfach zum Menschen gehören. Die Unterschiede in der Aggression, die zwischen gesunden Menschen bestehen,

bestehen genau so auch bei demenzkranken Menschen. Viele sind selten oder nie aggressiv, einige sind ab und zu aufbrausend und wenige sind mit ihrer Aggression der Schrecken ihrer Umgebung. Aggression kann sich auf Worte beschränken: schimpfen, fluchen, beschuldigen. Sie kann sich aber auch in Taten äußern: an den Haaren ziehen, schreien, zwicken, schlagen, spucken.

Aggression tritt vor allem zu Beginn des mittleren Stadiums der Demenz auf und kann in manchen Fällen interpretiert werden als ein Aufbäumen gegen den eigenen kognitiven Verfall und den Verlust der Selbstbestimmung. Die eigenen Fähigkeiten, die eigene Selbstständigkeit und Selbstbestimmung entgleiten dem erkrankten Menschen immer mehr, zunehmend deutlich und unaufhaltsam. Ein solches Erlebnis führt bei jedem Menschen zu Frustration. Und Frustration führt bei dem einen zu Aggression, bei dem anderen zu Depressivität und bei dem nächsten vielleicht zu Angst. All diese Stimmungen sind also völlig menschliche Reaktionen auf das Erleben stetig zunehmender Frustration.

- Herausfordernde Verhaltensweisen
- ■ Davonlaufen

Viele Menschen mit Demenz spüren gelegentlich den dringenden Wunsch, ihr Haus zu verlassen. Einige erkennen ihre eigene Umgebung nicht mehr und wollen deshalb nach Hause – »nach Hause« steht hier häufig als Sinnbild für den Ort, an dem sich der erkrankte Mensch sicher und geborgen gefühlt hat. Andere wollen ihre Eltern besuchen oder mit früheren Freunden ein paar Worte wechseln. Vor allem in der Phase der mittelschweren Demenz haben einige Personen einen ständigen Drang zum Weggehen. Nicht selten schaffen sie es auch, tatsächlich die Wohnung oder das Pflegeheim zu verlassen, und begeben sich damit selbst in Gefahr. Denn bei Menschen mit Demenz ist die Orientierung gestört. Sie finden sich alleine nicht mehr zurecht, finden den Weg meist nicht mehr zurück und können Situationen oft nicht mehr richtig einschätzen.

Herausforderndes Verhalten: Davonlaufen, nächtliche Unruhe, Passivität

- ■ Nächtliche Unruhe

Gerade nachts haben einige Menschen mit Demenz eine starke Unruhe, stehen auf und »spuken herum«. Das ist nicht nur für die Umgebung belastend, sondern auch für die demenzkranken Menschen selbst, die den Schlaf genau so brauchen, wie jeder gesunde Mensch auch. Der Schlaf wird dann häufig tagsüber nachgeholt, also zu der Zeit, in der in der Regel Beschäftigungen angeboten werden können, aus denen der betroffene Mensch Lebensqualität schöpfen kann. Diese Angebote gehen an der unausgeschlafenen Person vorbei und nachts ist sie wieder ausgeschlafen und unausgelastet, sodass sie erneut »herumspuken« wird – ein Teufelskreis.

■■   Passivität/Apathie

Oft werden Menschen mit Demenz immer passiver. Die Ausführung der Tätigkeiten, mit denen früher der Tag ausgefüllt wurde, wird zu schwierig oder ihnen wird nicht mehr nachgegangen. Grund hierfür ist oft die Angst zu versagen. Passivität und mangelnde Initiative haben große Nachteile. Zum einen wird die körperliche Verfassung der Person schlechter, wenn sie sich nicht mehr anstrengt. Zum anderen führt Passivität nicht selten zu Langeweile und schlechter Laune. Daneben leitet jeder Mensch sein Selbstvertrauen hauptsächlich aus dem ab, was er macht. Wenn er nichts macht, schwindet das Selbstvertrauen.

■   Krankhaftes herausforderndes Verhalten
■■   Misstrauen und Wahn

Misstrauen tritt häufig bei solchen Menschen mit Demenz auf, mit denen bereits früher der Umgang schwierig war. Misstrauen kann aber auch völlig überraschend bei Menschen auftreten, bei denen man mit einer solchen Verhaltensweise nie gerechnet hätte. Misstrauen an sich ist noch nicht krankhaft.

Misstrauen ist keine böse Absicht

Die Phase des krankhaften Misstrauens dauert meist nur einige Monate – in Einzelfällen aber auch länger. Das Misstrauen richtet sich dabei häufig gerade an diejenigen Personen, von denen die betroffene Person am abhängigsten ist, also vor allem an die versorgenden Angehörigen, manchmal auch an die Bezugspflegekräfte. Wenn der Argwohn maßlos ist und sich sogar gegen Personen richtet, mit denen die Person keinen oder kaum Kontakt hat, können wir vermuten, dass es noch über die Demenz hinausgehende oder komplett andere Ursachen dafür gibt. Man spricht hier von »Wahn«. In solch einem Fall sollte man einen Arzt zu Rate ziehen.

Misstrauen als Mittel, seinen Selbstwert zu wahren

Misstrauen und daraus abgeleitete Beschuldigungen sind keine böse Absicht. Die erkrankte Person ist in diesem Moment der festen Überzeugung, dass die Annahme korrekt ist. Das Abstreiten oder Korrigieren der misstrauischen Äußerungen verstärkt in der Regel nur das Misstrauen. Stellen Sie sich vor, Sie sitzen in der Straßenbahn und plötzlich merken Sie, dass Ihre Geldbörse verschwunden ist. Sie hatten sie eben noch in der Hand, um Ihre Fahrkarte vorzuzeigen. Sie wissen also ganz genau, dass Ihre Geldbörse eben noch da war. Das Verschwinden der Geldbörse kann also nur mit Diebstahl erklärt werden. Und ist da nicht eben gerade eine auffällige Person sehr dicht an Ihnen vorbeigelaufen und hat Sie angerempelt? Was denken Sie als erstes?

Die Überzeugung eines Menschen mit Demenz, dass er bestohlen wurde, ist oft der verzweifelte Versuch, den eigenen Selbstwert noch aufrecht zu erhalten. »Ich war immer ordentlich, wusste immer ganz genau, wo ich meine Sachen hatte, meine Geldbörse KANN mir nur gestohlen worden sein.« Diese Überzeugung entsteht nicht bewusst, um von den eigenen Unzulänglichkeiten abzulenken, sondern eher unbewusst – sozusagen als Schutzreaktion des Selbstwerts. Eine Korrektur ist in diesem Fall wie gesagt nicht hilfreich, sondern provoziert eher Zorn, vermehrtes Misstrauen und Abwehr. Hilfreicher ist in der Regel, wenn wir dem erkrankten Menschen unsere Hilfe anbieten und seine Sorgen ernst nehmen – ihm also helfen, seinen Selbstwert zu wahren.

■■   Illusionen und Halluzinationen

Manche Menschen mit Demenz sehen Dinge oder hören Stimmen, die andere nicht wahrnehmen. Zuweilen handelt es sich um Fehlinterpretationen, z. B. wenn der demenzkranke Mensch den Blumentopf, der auf dem Balkon steht, nachts für einen Hund hält. Das nennt man Illusionen. Illusionen sind nicht krankhaft und werden durchaus auch von gesunden Personen erlebt.

Illusionen sind Fehlinterpretationen.

Es kann aber auch sein, dass Menschen mit Demenz Sinnestäuschungen haben. Sie können z. B. Geräusche hören, die gar nicht da sind. Oder sie sehen Personen, die in Wirklichkeit an einem anderen Ort sind oder schon tot. Sie haben also Halluzinationen.

Halluzinationen sind Sinnestäuschungen.

Starkes Misstrauen und Halluzinationen weisen darauf hin, dass hier neben der Demenz eine weitere behandlungswürdige Störung vorliegt. Solche Problemverhaltensweisen sollten mit einem Arzt besprochen werden. Zuvor muss jedoch die Frage gestellt werden, ob die Halluzination den demenzkranken Menschen belastet. Es gibt nämlich durchaus auch trostspendende Halluzinationen. Ein Mensch mit Demenz, der die Stimme seiner Mutter hört, wie sie ihm ein Gute-Nacht-Lied singt, erhält hierdurch wahrscheinlich Trost. Diesen Trost sollte man ihm **nicht** durch Medikamente nehmen.

4.4.2 Gründe für herausforderndes Verhalten

Jedes Verhalten und natürlich auch das Verhalten von Menschen mit Demenz hat Gründe. Verhalten hat für die Person, die sich *verhält*, immer einen Sinn. Herausfordernde Verhaltensweisen von Menschen mit Demenz sind oft ein Resultat der Unfähigkeit, »sich verständlich zu machen«. Die demenzkranke Person reagiert damit auf eine Welt, die für sie nicht mehr vertrauensvoll und verlässlich ist.

Herausforderndes Verhalten als Mittel, sich verständlich zu machen

■   Kommunikation durch Verhalten

Im vorangegangenen Kapitel wurde bereits deutlich, dass die Darbietung von Informationen mit fortschreitender Erkrankung zunehmend Schwierigkeiten bereitet. Menschen mit Demenz können ihre Probleme und Bedürfnisse häufig nicht mehr in herkömmlicher Art und Weise mitteilen. Dies führt dazu, dass die erkrankten Personen gerade im schweren Stadium der Demenz manchmal nur noch durch Veränderungen im Verhalten auf sich aufmerksam machen können. Für Außenstehende – also z. B. die versorgenden Angehörigen oder Pflegekräfte – ist es aber sehr schwierig, diese Signale zu deuten, sodass der Auslöser für herausforderndes Verhalten oft nicht erkannt und verstanden wird.

■   **Selbstbestimmung wieder herstellen**

Herausforderndes Verhalten als Mittel, die Selbstbestimmung wieder herzustellen

Neben der Kommunikation von Problemen und Bedürfnissen sind herausfordernde Verhaltensweisen häufig auch der Versuch, die eigene Selbstbestimmung wieder herzustellen. Menschen mit Demenz erleben Einschränkungen ihrer Selbstbestimmung in vielen Lebensbereichen. Diese Einschränkungen sind im Pflegeheim z. B. bedingt durch die Organisationsstrukturen oder die Routine in der Versorgung und im Tagesablauf. Ein einfaches Beispiel: Um zwölf Uhr wird gegessen – egal ob die demenzkranke Person Hunger hat oder nicht. Etwas anderes wäre im Stationsalltag kaum realisierbar. Wenn Menschen aber stetig daran gehindert werden, über einen gewissen Freiheitsspielraum Einfluss auf ihre Umgebung zu nehmen, erleben sie eine Einengung oder Verletzung ihrer Selbstbestimmung. Hieraus entsteht bei jedem Menschen – ob gesund oder demenzkrank – der Wunsch, die verlorene Freiheit zu sichern oder zurückzugewinnen. Dies kann sich auch in Form von Angst, Enttäuschung, Wut und Aggression zeigen. All das sind Stimmungen und Verhaltensweisen, die von der Umgebung als herausfordernd wahrgenommen werden.

■   **Herausforderndes Verhalten verstehen**

Gründe für herausforderndes Verhalten hinterfragen

Um die Gründe für herausforderndes Verhalten verstehen zu können, bedarf es der aufmerksamen Beobachtung des demenzkranken Menschen und der intensiven Auseinandersetzung mit dessen Biografie. Die in der Abbildung ◨ Abb. 4.6 dargestellten Faktoren spielen eine entscheidende Rolle in der Entstehung von herausforderndem Verhalten und können uns einen Leitfaden dafür liefern, was wir beobachten müssen, um zu verstehen.

4.4.3   Analyse eines Fallbeispiels

Die demenzkranke Frau Heinrich bringt die Pflegekräfte ihrer Station zur Verzweiflung: Immer wieder sammelt sie die Mülleimer auf dem gesamtem Wohnbereich ein, um deren Inhalt feinsäuberlich auf einem großen Berg im Treppenhaus auszuleeren. Versuchen die Pflegekräfte, sie davon abzuhalten, indem sie ihr z. B. den Mülleimer aus der Hand nehmen, so reagiert sie aggressiv, schreit und schlägt.

■   Hintergründe
Die folgenden Hintergründe könnten für das Verhalten von Frau Heinrich bedeutsam sein.

■■   Neurologischer Status
Motorische Fähigkeiten. Frau Heinrich ist körperlich noch sehr fit. Sie läuft täglich mehrere Stunden umher. Sie ist sehr aktiv und hilft

Hintergründe	Nahe liegende Gründe
Neurologischer Status: Zirkadianer Rhythmus (»Innere Uhr«), motorische Fähigkeiten, Gedächtnis/Merkfähigkeit, Sprache, Wahrnehmungsfähigkeit (Sehen, Hören, Riechen, Schmecken, Fühlen)	**Physiologische Bedürfnisse:** Hunger und Durst, Ausscheidung, Schmerz, Unannehmlichkeit/Unwohlsein, Schlafstörungen
Gesundheitsstatus: Allgemeinzustand, (Instrumentelle) Aktivitäten des täglichen Lebens	**Psychosoziale Bedürfnisse:** Gefühle (Angst, Langeweile); Wunsch, dass die Unterstützung an die Fähigkeiten angepasst wird
Demographische Variablen: Geschlecht, Abstammung, Familienstand, Schulbildung, Beruf	**Physikalische Umgebung:** Umgebungsgestaltung, Routine/Stationsalltag, Lichtlevel, Geräuschlevel, Wärmelevel
Psychosoziale Variablen: Persönlichkeit, Verhaltensreaktion auf Stress	**Soziale Umgebung:** Personalausstattung und -stabilität, Umgebungsatmosphäre, Präsenz anderer

Herausforderndes Verhalten

Abb. 4.6 Faktoren für die Entstehung von herausforderndem Verhalten

gerne bei anfallenden hauswirtschaftlichen Tätigkeiten im Wohnbereich mit.

Wahrnehmungsfähigkeit. Frau Heinrich reagiert auf Ansprache und sonstige Geräusche, ihr Gehör scheint intakt zu sein. Es kann jedoch vermutet werden, dass sie Wahrnehmungsschwierigkeiten hat, die das Sehen betreffen. So steigt sie bei ihrem Gang über die Station gelegentlich über nicht vorhandene Hindernisse, indem sie vorsichtig ihr Bein hebt und mit einem großen Schritt wieder absetzt.

Sprache. Frau Heinrich spricht kaum – und wenn, dann unzusammenhängend. Sie hat Schwierigkeiten, inhaltliche Mitteilungen zu verstehen. Beispielsweise reagiert sie nicht auf die Aufforderung: »Decken Sie bitte den Tisch!«, beginnt jedoch begeistert den Tisch zu decken, sobald ihr ein Teller in die Hand gedrückt wird.

■ **Gesundheitsstatus**

Instrumentelle Aktivitäten des täglichen Lebens. Frau Heinrich kann noch selbstständig kleine Hausarbeiten durchführen. Sie nutzt jede Gelegenheit, die sich ihr bietet, um aktiv zu werden.

■■ **Demografische Variablen**

Frau Heinrich hat zusammen mit ihrem Mann ein kleines Hotel betrieben, in dem sie sämtliche hauswirtschaftliche Tätigkeiten übernahm. Hierzu zählten neben dem Herrichten des Frühstückbuffets (→ Tischdecken) unter anderem auch das Aufräumen und Säubern der Gästezimmer – also z. B. auch das Leeren von Mülleimern.

- **Nahe liegende Gründe**

Die folgenden nahe liegenden Gründe könnten für das Verhalten von Frau Heinrich bedeutsam sein:

Psychosoziale Bedürfnisse. Wenn Frau Heinrich nichts zu tun hat, so wirkt sie gelangweilt, wird schnell unruhig, wirkt unzufrieden und unausgelastet.

- **Beschreibung des Verhaltens »Mülleimer leeren«**

Solange Frau Heinrich die Mülleimer leert, wirkt sie selig und mit sich selbst zufrieden. Sie ist völlig vertieft in ihre Tätigkeit.

- **Verstehenshypothese**

Auf Basis dieser Daten wird folgende Verstehenshypothese von dem Bezugspflegenden von Frau Heinrich in Abstimmung mit der Tochter und dem Hausarzt aufgestellt:

- Das Leeren der Mülleimer zeigt Restfähigkeiten ihrer beruflichen Tätigkeit »Hauswirtschaftlerin in einem Hotelbetrieb«.
- Das Verhalten ist mit ihrer Identität eng verknüpft. Aus der Tätigkeit schöpft sie Erfolgserlebnisse, Selbstwert und das Gefühl, gebraucht zu werden.
- Wird sie in dieser Tätigkeit unterbrochen, brechen diese positiven Gefühle zusammen. Wo Erfolg und Selbstwert war, ist nun Misserfolg und Frustration. Und das löst bei fast jedem Menschen Gefühle wie Aggression, Traurigkeit oder Angst aus.
- Darüber hinaus ist sie aufgrund ihrer kommunikativen Schwierigkeiten nicht mehr dazu in der Lage, ihre Probleme und Bedürfnisse in herkömmlicher Art und Weise mitzuteilen. Dies führt dazu, dass Frau Heinrich sich nur durch Veränderungen im Verhalten erklären kann – wie z. B. schlagen und schreien.
- Auch versteht sie die Begründungen der Pflegepersonen nicht, die ihr die Mülleimer abnehmen. Mündliche Erklärungen, die sie nicht verstehen kann, sind daher ein zusätzliches Misserfolgserlebnis. Sie steigern somit Frustration und auch Aggression.

- **Maßnahmen**

Auf Basis der Verstehenshypothese soll versucht werden, die hauswirtschaftlichen Fähigkeiten von Frau Heinrich gezielt im Stationsalltag zu nutzen. Somit soll die Langeweile, die der Antrieb zu ihrem herausfordernden Verhalten (Mülleimer leeren) zu sein scheint, vermieden werden. Gleichzeitig sollen solche Tätigkeiten gewählt werden, die sie mit ihren Fähigkeiten noch ausführen kann, sodass sie aus den Tätigkeiten Erfolgserlebnisse und Selbstwert ziehen kann. Bekannt sind bereits ihre Fähigkeiten beim Tischdecken. Über genaues Beobachten sollen weitere Fähigkeiten entdeckt werden. Tritt das Verhalten »Mülleimer leeren« dennoch auf, so soll auf mündliche

Erklärungsversuche verzichtet werden. Stattdessen soll die Fähigkeit gelobt werden, um Erfolgserlebnisse zu verschaffen. Gleichzeitig soll eine alternative Beschäftigung eingeleitet werden, die das Gefühl vermittelt, gebraucht zu werden, z. B.: »Ich brauche dringend Ihre Unterstützung. Helfen Sie mir, die Teller auf den Esstisch zu stellen?«

Schlusswort

Kommunikation ist ein menschliches Grundbedürfnis

Kommunikation ist ein menschliches Urbedürfnis. Ähnlich wie Essen und Trinken gehört Kommunikation zu den primären Bedürfnissen. Menschen kommunizieren bereits vor der Geburt im Mutterleib mit ihrer Umgebung. Hierzu gehört insbesondere auch der ständige Austausch mit der sozialen Umwelt, von der die wichtigsten Bezugspersonen und Familienmitglieder ein wesentlicher Teil sind. Jede Lebensphase hat in Gesundheit wie in Krankheit ihre charakteristischen Kommunikationserfordernisse, aber bisweilen auch Einschränkungen. Demenzerkrankungen sind typischerweise durch eine fortschreitende Beeinträchtigung und einen Verlust von kommunikativen Fähigkeiten gekennzeichnet. Daher unterliegen Menschen mit Demenz in besonderer Weise der Gefahr, von der Kommunikation mit anderen Menschen und ihrer Umwelt abgeschnitten zu werden. Die Folgen sind seelische und soziale Isolation, der Verlust an positiven oder anregenden Erfahrungen und schließlich auch ein erheblicher Verlust an Lebensqualität.

■ **Ressourcen nutzen**

Vorhandene Ressourcen in den Mittelpunkt stellen

Der vorgestellte Ansatz zur Unterstützung der Kommunikation mit demenzkranken Menschen stellt die noch vorhandenen Ressourcen der Betroffenen in den Mittelpunkt. Die Autoren vertreten dabei die Auffassung, dass selbst bei einem schwer demenziell erkrankten Menschen noch Ressourcen zur Kommunikation verfügbar sind, wenn man sich nur die Mühe macht, diese zu erkunden und sie für eine Kontaktaufnahme zu nutzen. Denn eine gelungene Kommunikation kann nachweislich nicht nur die Lebensqualität des Menschen mit Demenz verbessern, sondern führt auch bei dem gesunden Kommunikationspartner zu positiven psychologischen Effekten, von denen die Freude über eine positive mitmenschliche Begegnung nur eine von vielen Auswirkungen ist.

Entgegen der leider bisweilen immer noch geäußerten Ansicht, Menschen mit Demenz würden durch die Krankheit »ihrer Persönlichkeit beraubt«, seien »innerlich erloschen«, »vor sich hindämmernd«, oder gar »annähernd hirntot«, sind die meisten von Demenz betroffenen Menschen noch in hohem Maße auch zu sehr positivem zwischenmenschlichen Austausch in der Lage. Sie können positive Signale und menschliches Verständnis anderer empfangen, jedoch auch selbst ihren Mitmenschen in der Kommunikation vieles zurückgeben. Hierbei sind sie jedoch auf das Verständnis, die Unterstützung und nicht zuletzt die Geduld der Gesunden angewiesen.

■ **Kommunikation unterstützen**

Gezielte Aufmerksamkeit und fundierte Kenntnisse erleichtern die Kommunikation

Da man die allermeisten Formen der Demenz heute noch nicht heilen kann, sind die fortschreitenden Kommunikationsstörungen bei Demenz in den meisten Fällen nur sehr eingeschränkt durch die gängigen Therapieverfahren erreichbar. Soll Kommunikation mit demenzkranken Menschen trotzdem aufrechterhalten und verbessert werden, erfordert dies eine gezielte Aufmerksamkeit und auch ein spezielles

Wissen über Kommunikation auf Seiten von Angehörigen, beruflich Pflegenden sowie bei allen anderen Menschen, die privat und im Beruf mit demenzkranken Menschen in Kontakt treten wollen. Der vorliegende Ratgeber verfolgt daher das Ziel, sowohl das nötige Wissen zu vermitteln als auch praktische Hinweise zur Umsetzung zu geben.

Die Autoren dieses Ratgebers arbeiten seit mehreren Jahren mit demenzkranken Menschen und ihren versorgenden Angehörigen, beruflich und ehrenamtlichen Pflegepersonen zusammen. Die Inhalte dieses Ratgebers sind in den letzten Jahren immer weiter gewachsen. Wir haben viel gelernt von den Teilnehmern unserer Seminare und Supervisionen, von unseren Klienten und Patienten. Manch ein Teilnehmer, Klient oder Patient, der diesen Ratgeber liest, wird seine eigenen Kommunikationswege erkennen, die er vielleicht im Rahmen eines Seminars, einer Fallbesprechung, einer kollegialen Beratung oder einer Selbsthilfesitzung den anderen Teilnehmern mitgeteilt und empfohlen hat. Wir haben viel von ihnen gelernt – von den Menschen mit Demenz, den versorgenden Angehörigen, den beruflich und ehrenamtlich Pflegenden – denn sie sind die Experten in der Kommunikation mit demenzkranken Menschen.

Unterstützung für Demenzerkrankte, Angehörige und beruflich Pflegende

Literaturempfehlungen

- BMG (2007). Rahmenempfehlungen zum Umgang mit herausforderndem Verhalten bei Menschen mit Demenz in der stationären Altenhilfe. Forschungsbericht 2007, Gesundheitsforschung, Berlin. (www.bmg.de)

Zielgruppe	Verwendungsmöglichkeit
Berufliche Pflegekräfte und leitendes Personal im Pflegeheim	Information zu empfohlenem Umgang mit herausforderndem Verhalten bei Menschen mit Demenz

Dieser vom Bundesministerium für Gesundheit (BMG) in Auftrag gegebene Forschungsbericht ist primär für das Management in der stationären Altenpflege und für stationäres Pflegepersonal bestimmt.

Er liefert durch wissenschaftliche Studienergebnisse und Expertisen gestützte, grundlegende Empfehlungen für den Umgang mit herausfordernden, von den Pflegenden häufig als störend erlebten Verhaltensweisen von Menschen mit Demenz. Die Sichtung aktueller Fachliteratur sowie interdisziplinäre Expertenrunden bilden die Grundlage dieser Rahmenempfehlungen. Für den Umgang mit herausforderndem Verhalten wurden so insgesamt sieben für das pflegerische Handeln praxisrelevante Empfehlungen erarbeitet und erläutert: 1. *Verstehende Diagnostik*; 2. *Assessment-Instrumente* (zur standardisierten Erfassung der Verhaltensweisen); 3. *Validieren*; 4. *Erinnerungspflege*; 5. *Berührung, Basale Stimulation, Snoezelen*; 6. *Bewegungsförderung* und 7. *Pflegerisches Handeln in akuten psychischen Krisen von Menschen mit Demenz*. Zudem stellt der Bericht Grundlagen und Voraussetzungen einer erfolgreichen Umsetzung der Empfehlungen vor, etwa bezüglich des zugrunde gelegten Menschenbildes, Pflegeverständnisses, organisatorischen Rahmens und Umgebung sowie bezüglich der Anforderungen an das Management. Auch bietet er einen Ausblick auf noch zu leistende Veränderungen im Rahmen stationärer Altenhilfe.

- Buijssen, H. (2013). Demenz und Alzheimer verstehen: Erleben, Hilfe, Pflegen: Ein praktischer Ratgeber. Weinheim: Beltz Verlag.

Zielgruppe	Verwendungsmöglichkeit
Versorgende Angehörige von Menschen mit Demenz	Besseres Verständnis der Erkrankung und Hilfe in der Pflegesituation gewinnen

Der holländische Psychologe H. Buijssen widmet diesen praktischen Ratgeber insbesondere den Angehörigen von Menschen mit Demenz, um ihnen ein besseres Verständnis der Erkrankung und Hilfestellung in der Pflegesituation zu geben. Das Buch führt zunächst in die unterschiedlichen Erscheinungsbilder demenzieller Erkrankungen ein, um dann in den weiteren Kapiteln auf kognitive und nicht-kognitive Symptome der Erkrankung einzugehen. Der Autor schildert eindrücklich das individuelle (Selbst)Erleben in der Demenz durch den Erkrankten und die aus der Erkrankung resultierenden Kommunikationsprobleme sowie den Umgang mit herausforderndem Verhalten. Weiter gibt er allgemeine Tipps im Umgang mit demenzkranken Menschen. Im Fokus der letzten Kapitel stehen die Probleme von Pflegenden und Angehörigen. Hier wird auf eine verstärkte Selbstfürsorge als mögliche Lösung explizit eingegangen. In seinen Beschreibungen lässt der Autor den Selbstberichten von Menschen mit Demenz ebenso Raum wie den Angehörigen und ihrem Erleben.

- Feil, N.,de Klerk-Rubin, V. (2013). Validation in Anwendung und Beispielen. Der Umgang mit verwirrten alten Menschen. München: Ernst Reinhardt.

Zielgruppe	Verwendungsmöglichkeit
Beruflich Pflegende und versorgende Angehörige von Menschen mit Demenz	Anschauliches Kennenlernen einer Kommunikationsmethode mit demenziell Erkrankten

Dieses grundlegende Werk -erhältlich in aktualisierter und erweiterter Auflage in Zusammenarbeit mit Vicki de Klerk-Rubin- der Sozialarbeiterin Naomi Feil, die als Begründerin der *Validation*, einer Methode zur Kommunikation insbesondere mit demenzkranken Menschen, gilt, wendet sich sowohl an versorgende Angehörige als auch an professionell in der Altenpflege und -versorgung tätige Personen. Ihr zentrales Anliegen ist die Vermittlung des Validationskonzepts im Sinne einer wertschätzenden, »validierenden« Grundhaltung im Umgang mit desorientierten alten Menschen, Einfühlungsvermögen in die Situation der Betroffenen, Verständnis und Akzeptanz der inneren Lebenswelt bei demenziellen Erkrankungen sowie der hieraus resultierenden Verhaltensweisen. Zunächst schildert Naomi Feil Altern und Demenz, die grundlegenden Konzepte und Techniken der Validation sowie die vier Stufen der Desorientierung. Anschauliche Situationen und konkrete Beispiele für die Validationsanwendung in jeder Stufe illustrieren eindrucksvoll, in welch vielfältiger Art und Weise auf den individuell Erkrankten eingegangen werden kann. Der zweite Teil des Buches widmet sich der Anwendung der Validation in der Praxis anhand von Fallbeispielen; im abschließenden dritten Teil wird der Aufbau und die Durchführung einer Validationsgruppe für mehrere Betroffene vorgestellt. Durch die Schwerpunktsetzung des Werks auf individuelle Biografien von Betroffenen und ihrer Angehörigen wird der Blick des Lesers wiederholt auf das Ziel gelenkt, durch Verständnis und Akzeptanz des Anderen würdevolles, angstfreieres

Erleben der Menschen mit Demenz zu erreichen. Dies soll auch den Versorgenden und Pflegenden zu Gute kommen.

- Geiger, A. (2012): Der alte König in seinem Exil. Lizenzausg. München: Dt. Taschenbuch-Verl.

Zielgruppe	Verwendungsmöglichkeit
Alle am Thema Interessierten	Einfühlen in das Erleben von Betroffenen und ihren Angehörigen im Verlauf einer Alzheimer Demenz

Der Schriftsteller Arno Geiger hat ein sehr persönliches Buch über seinen Vater geschrieben. Als dieser die Diagnose Alzheimer Demenz erhält, macht sich Arno Geiger als zweitjüngster Sohn der Familie auf einen gemeinsamen Weg mit seinem Vater, er begleitet und versorgt ihn über viele Jahre. So reflektiert er sein eigenes Leben in der Familie und beschreibt liebevoll den Weg mit seinem Vater im Laufe der fortschreitenden Alzheimer Demenz. Der Autor nähert sich einfühlsam der Frage, was unser Leben lebenswert macht, trotz oder eben gerade wegen einer demenziellen Erkrankung. Arno Geiger erzählt in Rückblenden von der Vergangenheit und dem Leben seines Vaters, das diesem selbst immer mehr verloren geht. Er beschreibt, wie die beiden schließlich in der Gegenwart zu einer veränderten, freundschaftlichen Beziehung zueinander finden. Zusammen mit seiner Familie lernt der Autor die Person seines Vaters mit dessen Alzheimer Demenz zu akzeptieren und zu würdigen, ohne die Erkrankung zu beschönigen. Arno Geiger beschreibt berührend und oft heiter die Veränderungen im Leben seines Vaters und im alltäglichen Zusammenleben - anfangs noch im eigenen Haus des Vaters, später mit vor Ort wohnenden Pflegekräften und schließlich im Pflegeheim. Das Buch nimmt die Lesenden mit auf eine Reise, die den positiven wie negativen Zauber, der einer Demenz inne wohnen kann, erleben lässt.

- Haberstroh, J. & Pantel, J. (Hrsg.) (2011). Demenz psychosozial behandeln. Heidelberg: AKA Verlag.

Zielgruppe	Verwendungsmöglichkeit
Beruflich Pflegende, Psychologen, Gerontologen, Mediziner, Gesundheits-, Sozial- und Pflegewissenschaftler sowie Auszubildende und Studierende dieser Fachrichtungen Versorgende Angehörige von Menschen mit Demenz, ehrenamtlich Tätige	Übersicht der vielfältigen Möglichkeiten psychosozialer Interventionen bei Demenz

In diesem Buch sind – erstmals im deutschsprachigen Raum – psychosoziale Interventionen bei Demenz von Autoren unterschiedlicher Berufsgruppen aus Praxis und Forschung aus verschiedenen Blickwinkeln zusammengestellt. Zuerst wird dabei eine Abgrenzung des gesunden vom pathologischen Altern vorgenommen, um vor diesem Hintergrund die vielfältigen, wissenschaftlich evaluierten Ansätze psychosozialer Interventionen zur Demenzprävention und -behandlung vorzustellen. Hierbei werden sowohl Interventionen für den erkrankten Menschen selbst als auch für Pflege- und Bezugspersonen (Angehörige, Pflegekräfte, Ehrenamtliche) berücksichtigt. Die evaluierten Stärken und Grenzen der einzelnen Ansätze werden mit dem Ziel präsentiert, einen möglichst prägnanten Überblick über dieses Themengebiet bieten zu können. Außerdem werden wichtige Zielgrößen und Grundlagen psychosozialer Interventionsforschung erläutert sowie psychosoziale und medikamentöse Interventionsansätze gegenübergestellt und unter ethischen Gesichtspunkten diskutiert.

Diese Veröffentlichung ist sowohl für Personen gedacht, die mit dem Thema Demenz beruflich und professionell zu tun haben, als auch für Angehörige demenziell erkrankter Menschen und in diesem Bereich ehrenamtlich Tätige, welche einen umfassenden Einblick in psychosoziale Ansätze der Demenzbehandlung erhalten möchten.

- Halek, M., & Bartholomeyczik, S. (2006). Verstehen und Handeln. Forschungsergebnisse zur Pflege von Menschen mit Demenz und herausforderndem Verhalten. Hannover: Schlütersche.

Zielgruppe	Verwendungsmöglichkeit
Alle am Thema Interessierten	Übersicht und Schlussfolgerungen der Forschung zur Pflege demenziell Erkrankter und zu herausfordernden Verhaltensweisen

Diese Forschungsarbeit aus der Publikationsreihe »Wittener Schriften« von Margareta Halek und Sabine Bartholomeyczik baut auf den Ergebnissen der Literaturrecherche zu den »Rahmenempfehlungen zum Umgang mit herausforderndem Verhalten bei Menschen mit Demenz in der stationären Altenhilfe« (BMG, 2007) auf und vertieft spezifische Aspekte dieses Forschungsberichts. Nach ausführlicher Analyse des wissenschaftlichen Status Quo wird bezüglich des »Verstehens« besonders die Relevanz des Einnehmens der Perspektive der Betroffenen hervorgehoben. So können die Gründe für das herausfordernde Verhalten der Menschen mit Demenz verstanden und besser individuelle Ansätze für den Umgang mit Betroffenen gesucht werden. In Bezug auf »Handeln« werden wissenschaftliche Ergebnisse zu pflegerischen Interventionen wie Validation, multisensorische Stimulation oder Erinnerungsarbeit vorgestellt, für die ein positiver

Einfluss auf die Zufriedenheit und das Wohlbefinden, und damit indirekt auch auf die Verhaltensweisen der Menschen mit Demenz zählt. Abschließend steht das Ergebnis, dass das bestmögliche Handeln bei einer bestimmten Verhaltensweise von Einflüssen der Situation, der Betroffenen und der Pflegenden abhängt und eine erfolgreiche Interaktion stark von Fach-, Kommunikations-, Einfühlungs- und Beobachtungsfähigkeit der Pflegenden abhängt.

- Jansen, S., Tschainer, S., Gräßel, E. (2001).
  Angehörigengruppen für Demenzkranke in Deutschland.
  Berlin: Bundesministerium für Familie, Senioren, Frauen und
  Jugend (Hrsg.).

Zielgruppe	Verwendungsmöglichkeit
Selbsthilfegruppen-Interessenten, Leiter, Teilnehmer und Initiativen	Überblick über die Situation von Angehörigengruppen und die Voraussetzungen einer erfolgreichen Gruppenarbeit

Die von der Deutschen Alzheimer Gesellschaft im Auftrag vom Bundesministerium für Familie, Senioren, Frauen und Jugend vorgelegte Expertise gibt einen ersten Eindruck über die derzeitige Situation von Angehörigengruppen für Menschen mit Demenz in Deutschland. Diese Arbeit versucht, die Wissenslücke über die Voraussetzungen, die für eine erfolgreiche und kontinuierliche Arbeit von Selbsthilfegruppen gegeben sein sollten, zu schließen. Auch wird die Frage aufgegriffen, welche Bedürfnisse versorgende Angehörige haben, die von diesen Angeboten nicht erreicht werden.

Diese Arbeit richtet sich an Personen, die sich der Thematik wissenschaftlich nähern wollen, sowie an solche, die direkt in die Arbeit mit Selbsthilfegruppen eingebunden sind.

- Moos-Hofius, B. & Rapp, I. (2005). Selbsthilfegruppen -
  Ein Leitfaden für die Gruppenarbeit. Frankfurt am Main:
  Selbsthilfe e.V.

Zielgruppe	Verwendungsmöglichkeit
Selbsthilfegruppen-Interessenten, Leiter, Teilnehmer und Initiativen	Entscheidungsfindung zur Teilnahme an einer Selbsthilfegruppe, Konzeption einer Gruppe

Der kostenfreie Leitfaden von Birgit Moos-Hofius und Ilse Rapp richtet sich an diejenigen, die mit dem Gedanken spielen, an einer Selbsthilfegruppe teilzunehmen. Er gibt wichtige Entscheidungshilfen für die Teilnahme an einer Selbsthilfegruppe. Ebenso bietet er allen an der Pflege Beteiligten wertvolle Informationen zum Konzept von Gesprächsselbsthilfegruppen. Zudem werden Anregungen für den Aufbau und die Mitarbeit in einer Selbsthilfegruppe geboten.

- Powell, J. (2009). Hilfen zur Kommunikation bei Demenz. Köln: Kuratorium Deutsche Altershilfe. (aus dem Englischen von Britta Maciejewski)

Zielgruppe	Verwendungsmöglichkeit
Versorgende Angehörige und beruflich Pflegende	Kennenlernen praktischer Lösungsansätze für erfolgreiche Kommunikation mit demenziell Erkrankten

Dieser Ratgeber richtet sich an Personen, die Menschen mit Demenz professionell oder häuslich pflegen. Er verfolgt das Ziel, eine bestmögliche Lebensqualität aller an der Pflege eines demenzkranken Menschen beteiligten Personen zu erreichen. Diesem Ansatz entsprechend funktioniert »Hilfe zur Kommunikation bei Demenz« als Praxisanleitung zur häufig schwierigen Kontaktaufnahme mit einem Menschen mit Demenz, die auch den Erkrankten in seiner Persönlichkeit und Eigenständigkeit stärken soll. In diesem Rahmen wird übersichtlich strukturiert und in einer anschaulichen, auch für den Laien gut verständlichen Sprache, der Ablauf des Kommunikationsprozesses dargestellt. Ebenso werden die Gründe für das Zustandekommen verbaler Kommunikationsprobleme zwischen Pflegenden und Erkrankten sowie Herausforderungen in konkreten, alltagsnahen Situationen deutlich gemacht. Gleichzeitig werden in praxisnahen Beispielen vielfältige Lösungsmöglichkeiten und Hilfestellungen aufgezeigt, wie verschiedene Kommunikationswege aufrechterhalten werden können. Die vermittelten Ideen werden oft von sehr konkreten Umsetzungsmöglichkeiten bis hin zu Kopiervorlagen angereichert. Die Autorin verfolgt dabei stets den personenzentrierten Ansatz in der Pflege nach Kitwood. Dieser Ansatz drückt sich im Respekt gegenüber der Persönlichkeit und Individualität von Menschen mit Demenz aus. Neben der übersichtlichen Gestaltung und verständlichen Sprache ist besonders eine liebevolle, sehr anschauliche Illustration des Werks hervorzuheben, welche nicht zuletzt die Unterschiede eines »trockenen Fachbuchs« zu diesem Ratgeber verdeutlicht.

Hilfreiche Adressen

Deutsche Alzheimer Gesellschaft e.V.
Friedrichstr. 236
10969 Berlin
Tel.: (030) 259 37 95 – 0
http://www.deutsche-alzheimer.de/info@deutsche-alzheimer.de

Die Deutsche Alzheimer Gesellschaft e.V. ist eine Anlaufstelle v.a. für Betroffene, Angehörige und beruflich Pflegende und verfügt über eine große Zahl hilfreicher Adressen in fast allen Regionen Deutschlands. Im Internet und auch telefonisch können Sie sich über Angebote in Ihrer Region informieren lassen. Die Alzheimer Gesellschaft hilft Ihnen, das passende und naheliegendste Angebot zu finden. Sie verweist Sie zum Beispiel an Angehörigengruppen, Beratungsstellen, Gedächtnissprechstunden oder Memory Kliniken in Ihrer Region und nennt Ihnen hilfreiche Adressen in Ihrer Nähe.

Die Internetseite der Deutschen Alzheimer Gesellschaft e.V. liefert umfassende Informationen, die zudem ständig aktualisiert werden. Die Anzahl hilfreicher Adressen, die hier genannt werden, wächst stetig. Daher verzichten wir in diesem Ratgeber darauf, weitere aktuell hilfreiche Adressen aufzulisten, da diese in der Regel nach kürzester Zeit aktualisiert werden müssten. Wir empfehlen stattdessen, die umfangreichen Informationsmöglichkeiten über lokale und weitergehende Unterstützungsangebote der Deutschen Alzheimer Gesellschaft e.V. entweder per Internet oder per Telefon zu nutzen.

Glossar

Agitation, Agitiertheit: Psychomotorische Unruhe, bei der Gefühle von innerer Anspannung unkontrolliert in sich wiederholende Bewegungen (z. B. Hin- und Herlaufen, an Kleidung zerren) umgesetzt werden.

Apathie: Zustand, der durch Teilnahms- und Leidenschaftslosigkeit, die Abwesenheit von Gefühlen und geringen Antrieb gekennzeichnet ist.

Creutzfeldt-Jakob`sche Erkrankung: Selten auftretende Erkrankung des Gehirns, welche gekennzeichnet ist durch motorische Störungen (z. B. Muskelstarre), Krampfanfälle und fortschreitende Demenz.

Frontotemporale Demenz: Demenz, bei der ein Abbau von Nervenzellen im Stirn- und Schläfenbereich des Gehirns stattfindet. Die Krankheit ist gekennzeichnet durch eine Veränderung der Persönlichkeit und des Sozialverhaltens sowie Gedächtnis- und Sprachstörungen.

Halluzination: Wahrnehmung, die nicht durch einen entsprechenden Reiz in der Umwelt ausgelöst wird (z. B. Stimmen hören, ohne dass jemand spricht) und sich auf alle Sinne beziehen kann. Das Wahrgenommene wird vom Betroffenen meist als tatsächlich existierend beurteilt.

Kongruent: Übereinstimmend.

Lewy-Körperchen-Demenz: Form der fortschreitenden Demenz die zwischen dem 40. und 80. Lebensjahr ausbricht und durch motorische Symptome, akustische und visuelle Halluzinationen und wechselnde Denk- und Aufmerksamkeitsleistung gekennzeichnet ist.

Manie: Psychische Störung, die durch eine auffällig gehobenen Stimmungslage, geringes Schlafbedürfnis, gesteigerten Antrieb, Reizbarkeit und Hemmungslosigkeit gekennzeichnet ist.

Mikroverhaltensweisen: Kleinste Äußerungen menschlichen Verhaltens (z. B. Augenbewegungen, Veränderungen der Stimme oder Atemfrequenz), welche vom Gegenüber als sensorische Hinweisreize für Emotionen und Intentionen wahrgenommen werden können.

Nicht-kognitive Symptome: hier: bezogen auf demenzielle Erkrankungen; sie werden den kognitiven Symptomen (Gedächtniseinbußen usw.) gegenübergestellt. Beispiele für nicht-kognitive Symptome sind **Apathie**, Wahn oder **Agitation**.

Nonverbal: Jegliche Kommunikation, die nicht verbal-sprachlich erfolgt, also weder über Lautsprache noch über Gebärdensprache oder Schriftsprache.

Positronen-Emissionstomographie (PET): Bildgebendes Verfahren, durch welches unter Zuhilfenahme einer schwach radioaktiven Substanz Schnittbilder erzeugt und Stoffwechselprozesse im Körper untersucht werden können.

Prägnant: Merkmal für etwas, das trotz kurzer Darstellung klar und deutlich ist und eine hohe Aussagekraft hat.

Progredient: Fortschreitend.

Psychopharmaka: Ein Psychopharmakon (Mehrzahl: Psychopharmaka) ist ein Arzneimittel, das auf die Psyche des Menschen einwirkt.

Psychosozial: hier: Der Begriff verweist auf den Zusammenhang zwischen psychischen und sozialen Aspekten und deren wechselseitige Bedingtheit. Zu den psychosozialen Aspekten zählt der gesamte problemrelevante Kontext des Patienten (z. B. Besonderheiten des sozialen Umfelds, Belastungen der Bezugspersonen, Gesellschaftliche Wertvorstellungen). Es sollen nicht nur die Defizite, sondern auch die individuellen Stärken und sozialen Ressourcen, bei der Einschätzung der Situation des Patienten berücksichtigt und in die Behandlung mit einbezogen werden.

Validation: Eine von N. Feil entwickelte Pflegetechnik und klientenzentrierte Methode mit der Zielsetzung, einen Zugang zum Menschen mit Demenz herzustellen.

Stichwortverzeichnis

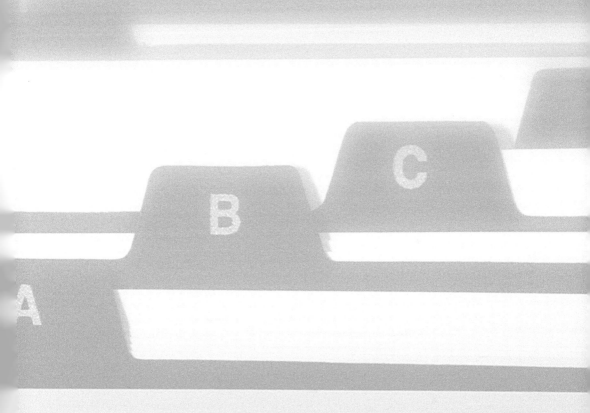